国家卫生和计划生育委员会"十二五"规划教材

全国中等卫生职业教育教材

供护理、助产专业用 　　　第3版

中医护理

主　编　封银曼　马秋平

副主编　黄　萍　杨永庆

编　者（以姓氏笔画为序）

马秋平（广西中医学校）

王会宁（福建省龙岩卫生学校）

朱文慧（郑州市卫生学校）（兼秘书）

刘鹏妹（包头医学院职业技术学院）

杨　磊（山东省临沂卫生学校）

杨永庆（天水市卫生学校）

何　洲（云南省大理卫生学校）

林柳艺（广西梧州市卫生学校）

封银曼（郑州市卫生学校）

黄　萍（四川护理职业学院）

人民卫生出版社

图书在版编目(CIP)数据

　　中医护理/封银曼,马秋平主编. —3 版. —北京:
人民卫生出版社,2015
　　ISBN 978-7-117-20737-9

　　Ⅰ.①中… Ⅱ.①封…②马… Ⅲ.①中医学-护理
学-中等专业学校-教材　Ⅳ.①R248

　　中国版本图书馆 CIP 数据核字(2015)第 093892 号

人卫智网	www.ipmph.com	医学教育、学术、考试、健康,
		购书智慧智能综合服务平台
人卫官网	www.pmph.com	人卫官方资讯发布平台

中 医 护 理
第 3 版

主　　编:封银曼　马秋平
出版发行:人民卫生出版社　(中继线 010-59780011)
地　　址:北京市朝阳区潘家园南里 19 号
邮　　编:100021
E - mail:pmph @ pmph. com
购书热线:010-59787592　010-59787584　010-65264830
印　　刷:三河市博文印刷有限公司
经　　销:新华书店
开　　本:787×1092　1/16　印张:12
字　　数:300 千字
版　　次:1999 年 11 月第 1 版　　2015 年 6 月第 3 版
　　　　　2022 年 6 月第 3 版第 15 次印刷(总第 54 次印刷)
标准书号:ISBN 978-7-117-20737-9
定　　价:27.00 元
打击盗版举报电话:010-59787491　E-mail:WQ @ pmph. com
质量问题联系电话:010-59787234　E-mail:zhiliang @ pmph. com

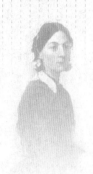

出　版　说　明

　　为全面贯彻党的十八大和十八届三中、四中全会精神,依据《国务院关于加快发展现代职业教育的决定》要求,更好地服务于现代卫生职业教育快速发展的需要,适应卫生事业改革发展对医药卫生职业人才的需求,贯彻《医药卫生中长期人才发展规划(2011—2020 年)》《现代职业教育体系建设规划(2014—2020 年)》文件精神,人民卫生出版社在教育部、国家卫生和计划生育委员会的领导和支持下,按照教育部颁布的《中等职业学校专业教学标准(试行)》医药卫生类(第一辑)(简称《标准》),由全国卫生职业教育教学指导委员会(简称卫生行指委)直接指导,经过广泛的调研论证,启动了全国中等卫生职业教育第三轮规划教材修订工作。

　　本轮规划教材修订的原则:①明确人才培养目标。按照《标准》要求,本轮规划教材坚持立德树人,培养职业素养与专业知识、专业技能并重,德智体美全面发展的技能型卫生专门人才。②强化教材体系建设。紧扣《标准》,各专业设置公共基础课(含公共选修课)、专业技能课(含专业核心课、专业方向课、专业选修课);同时,结合专业岗位与执业资格考试需要,充实完善课程与教材体系,使之更加符合现代职业教育体系发展的需要。在此基础上,组织制订了各专业课程教学大纲并附于教材中,方便教学参考。③贯彻现代职教理念。体现"以就业为导向,以能力为本位,以发展技能为核心"的职教理念。理论知识强调"必需、够用";突出技能培养,提倡"做中学、学中做"的理实一体化思想,在教材中编入实训(实践)指导。④重视传统融合创新。人民卫生出版社医药卫生规划教材经过长时间的实践与积累,其中的优良传统在本轮修订中得到了很好的传承。在广泛调研的基础上,修订教材与新编教材在整体上实现了高度融合与衔接。在教材编写中,产教融合、校企合作理念得到了充分贯彻。⑤突出行业规划特性。本轮修订紧紧依靠卫生行指委,充分发挥行业机构与专家对教材的宏观规划与评审把关作用,体现了国家规划教材一贯的标准性、权威性、规范性。⑥提升服务教学能力。本轮教材修订,在主教材中设置了一系列服务教学的拓展模块;此外,教材立体化建设水平进一步提高,根据专业需要开发了配套教材、网络增值服务等,大量与课程相关的内容围绕教材形成便捷的在线数字化教学资源包,为教师提供教学素材支撑,为学生提供学习资源服务,教材的教学服务能力明显增强。

　　人民卫生出版社作为国家规划教材出版基地,获得了教育部中等职业教育专业技能课教材选题立项 24 个专业的立项选题资格。本轮首批启动了护理、助产、农村医学、药剂、制药技术专业教材修订,其他中职相关专业教材也将根据《标准》颁布情况陆续启动修订。

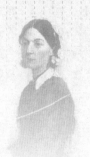

全国卫生职业教育教学指导委员会

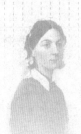

全国中等卫生职业教育"十二五"规划教材目录

护理、助产专业

序号	教材名称	版次	课程类别	所供专业	配套教材
1	解剖学基础*	3	专业核心课	护理、助产	√
2	生理学基础*	3	专业核心课	护理、助产	
3	药物学基础*	3	专业核心课	护理、助产	√
4	护理学基础*	3	专业核心课	护理、助产	√
5	健康评估*	2	专业核心课	护理、助产	√
6	内科护理*	3	专业核心课	护理、助产	√
7	外科护理*	3	专业核心课	护理、助产	√
8	妇产科护理*	3	专业核心课	护理、助产	√
9	儿科护理*	3	专业核心课	护理、助产	√
10	老年护理*	3	老年护理方向	护理、助产	√
11	老年保健	1	老年护理方向	护理、助产	
12	急救护理技术	3	急救护理方向	护理、助产	√
13	重症监护技术	2	急救护理方向	护理、助产	
14	社区护理	3	社区护理方向	护理、助产	√
15	健康教育	1	社区护理方向	护理、助产	
16	解剖学基础*	3	专业核心课	助产、护理	√
17	生理学基础*	3	专业核心课	助产、护理	√
18	药物学基础*	3	专业核心课	助产、护理	√
19	基础护理*	3	专业核心课	助产、护理	√
20	健康评估*	2	专业核心课	助产、护理	√
21	母婴护理*	1	专业核心课	助产、护理	√

续表

序号	教材名称	版次	课程类别	所供专业	配套教材
22	儿童护理 *	1	专业核心课	助产、护理	√
23	成人护理（上册）—内外科护理 *	1	专业核心课	助产、护理	√
24	成人护理（下册）—妇科护理 *	1	专业核心课	助产、护理	√
25	产科学基础 *	3	专业核心课	助产	√
26	助产技术 *	1	专业核心课	助产	√
27	母婴保健	3	母婴保健方向	助产	√
28	遗传与优生	3	母婴保健方向	助产	
29	病理学基础	3	专业技能课	护理、助产	√
30	病原生物与免疫学基础	3	专业技能课	护理、助产	√
31	生物化学基础	3	专业技能课	护理、助产	
32	心理与精神护理	3	专业技能课	护理、助产	
33	护理技术综合实训	2	专业技能课	护理、助产	√
34	护理礼仪	3	专业技能课	护理、助产	
35	人际沟通	3	专业技能课	护理、助产	
36	中医护理	3	专业技能课	护理、助产	
37	五官科护理	3	专业技能课	护理、助产	√
38	营养与膳食	3	专业技能课	护理、助产	
39	护士人文修养	1	专业技能课	护理、助产	
40	护理伦理	1	专业技能课	护理、助产	
41	卫生法律法规	3	专业技能课	护理、助产	
42	护理管理基础	1	专业技能课	护理、助产	

农村医学专业

序号	教材名称	版次	课程类别	配套教材
1	解剖学基础*	1	专业核心课	
2	生理学基础*	1	专业核心课	
3	药理学基础*	1	专业核心课	
4	诊断学基础*	1	专业核心课	
5	内科疾病防治*	1	专业核心课	
6	外科疾病防治*	1	专业核心课	
7	妇产科疾病防治*	1	专业核心课	
8	儿科疾病防治*	1	专业核心课	
9	公共卫生学基础*	1	专业核心课	
10	急救医学基础*	1	专业核心课	
11	康复医学基础*	1	专业核心课	
12	病原生物与免疫学基础	1	专业技能课	
13	病理学基础	1	专业技能课	
14	中医药学基础	1	专业技能课	
15	针灸推拿技术	1	专业技能课	
16	常用护理技术	1	专业技能课	
17	农村常用医疗实践技能实训	1	专业技能课	
18	精神病学基础	1	专业技能课	
19	实用卫生法规	1	专业技能课	
20	五官科疾病防治	1	专业技能课	
21	医学心理学基础	1	专业技能课	
22	生物化学基础	1	专业技能课	
23	医学伦理学基础	1	专业技能课	
24	传染病防治	1	专业技能课	

药剂、制药技术专业

序号	教材名称	版次	课程类别	配套教材
1	基础化学 *	1	专业核心课	
2	微生物基础 *	1	专业核心课	
3	实用医学基础 *	1	专业核心课	
4	药事法规 *	1	专业核心课	
5	药物分析技术 *	1	专业核心课	
6	药物制剂技术 *	1	专业技能课	
7	药物化学 *	1	专业技能课	
8	会计基础	1	专业技能课	
9	临床医学概要	1	专业技能课	
10	人体解剖生理学基础	1	专业技能课	
11	天然药物学基础	1	专业技能课	
12	天然药物化学基础	1	专业技能课	
13	药品储存与养护技术	1	专业技能课	
14	中医药基础	1	专业核心课	
15	药店零售与服务技术	1	专业技能课	
16	医药市场营销技术	1	专业技能课	
17	药品调剂技术	1	专业技能课	
18	医院药学概要	1	专业技能课	
19	医药商品基础	1	专业核心课	
20	药理学	1	专业技能课	

注:1. * 为"十二五"职业教育国家规划教材。
   2. 全套教材配有网络增值服务。

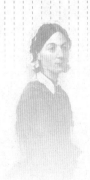

护理专业编写说明

　　根据教育部的统一部署,全国卫生职业教育教学指导委员会组织全国百余所中等卫生职业教育相关院校,进行了全面、深入、细致的护理专业岗位、教育调查研究工作,制订了护理专业教学标准。标准颁布后,全国卫生行指委全力支持人民卫生出版社规划并出版助产专业国家级规划教材。

　　本轮教材的特点是:①体现以学生为主体、"三基五性"的教材建设与服务理念:注重融传授知识、培养能力、提高素质为一体,重视培养学生的创新、获取信息及终身学习的能力,注重对学生人文素质的培养,突出教材的启发性。②满足中等卫生职业教育护理专业的培养目标要求:坚持立德树人,面向医疗、卫生、康复和保健机构等,培养从事临床护理、社区护理和健康保健等工作,德智体美全面发展的技能型卫生专业人才。③有机衔接高职高专护理专业教材:在深入研究人卫版三年制高职高专护理专业规划教材的基础上确定了本轮教材的内容及结构,为建立中高职衔接的立交桥奠定基础。④凸显护理专业的特色:体现对"人"的整体护理观、"以病人为中心"的优质护理指导思想;护理内容按照护理程序进行组织,教材内容与工作岗位需求紧密衔接。⑤把握修订与新编的区别:本轮教材是在"十一五"规划教材基础上的完善,因此继承了上版教材的体系和优点,同时注入了新的教材编写理念、创新教材编写结构、更新陈旧的教材内容。⑥整体优化:本套教材注重不同层次之间,不同教材之间的衔接;同时明确整体规划,要求各教材每章或节设"学习目标""工作情景与任务"模块,章末设"思考题或护考模拟"模块,全书末附该课程的实践指导、教学大纲、参考文献等必要的辅助内容。⑦凸显课程个性:各教材根据课程特点选择性地设置"病案分析""知识窗""课堂讨论""边学边练"等模块,50学时以上课程编写特色鲜明的配套学习辅导教材。⑧立体化建设:全套教材创新性地编制了网络增值服务内容,每本教材可凭封底的唯一识别码进入人卫网教育频道(edu.ipmph.com)得到与该课程相关的大量的图片、教学课件、视频、同步练习、推荐阅读等资源,为学生学习和教师教学提供强有力的支撑。⑨与护士执业资格考试紧密接轨:教材内容涵盖所有执业护士考点,且通过章末护考模拟或配套教材的大量习题帮助学生掌握执业护士考试的考点,提高学习效率和效果。

　　全套教材共29种,供护理、助产专业共用。全套教材将由人民卫生出版社于2015年7月前分两批出版,供全国各中等卫生职业院校使用。

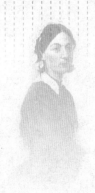

前　言

　　《中医护理》第2版是全国中等卫生职业教育规划教材,具有突出的职业教育特色,在我国中等职业学校护理和助产专业教学中被广泛使用,并获得了广大师生的好评。随着社会的发展,中医护理在现代护理工作中的重要性越来越明显,并得到了迅速发展。为适应职业教育教学新形势的需要,使教材更好地为人才培养工作服务,我们对《中医护理》第2版教材进行了修订,以更新教材内容,提高教材质量。

　　本教材是在第2版基础上,按照"以就业为导向、以能力为本位、以技能为核心"的基本原则,根据中等职业学校学生管理和课堂教学的特点及中医护理实践的需要而修订的。修订过程中注意保持主体内容不变,结合就业市场需求与中等职业教育特点,注重教材内容的针对性、实用性和先进性,突出中医护理的特色。

　　本教材内容包括绪论、中医护理基础理论、中医护理诊断程序、中医护理原则、方药施护、中医护理技术、饮食调护及常见病证护理;将第2版教材的第二章和第三章整合为中医护理基础理论,把第七章的针灸与推拿疗法改为中医护理技术,对部分内容做了适当调整,使其更为合理;增设了实训内容,突出了中等职业教育的特点和对应用能力的培养。编写体例有了较大突破,增设了"工作情景与任务""案例分析""知识窗""历史长廊"等板块,给学生创造了参与、体验、感悟和提升的机会,充分调动学生的学习积极性。总之,希冀通过修订,使教材语言更精练,内容更准确,结构更合理。

　　本教材在修订过程中,吸取了前两版的经验,参考了部分大中专教材,并得到了各参编院校领导和老师们的大力支持,谨在此表示谢意。书中如有不足之处,恳请广大同仁及读者多提宝贵意见和建议,以便再版时修正。

封银曼　马秋平

2015年5月

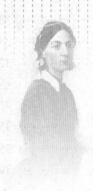

目　录

第一章 绪 论

学习目标

1. 具有传承和弘扬中医护理的责任感。
2. 掌握中医护理的基本特点。
3. 熟悉不同历史时期中医护理的发展成就。
4. 了解中医护理的学习方法。

一、中医护理的发展简史

中医护理是中医学的重要组成部分,同中医学一样经历了起源、形成和发展等各个阶段,不仅有中医学的阴阳五行、藏象、病因病机、诊法和辨证等内容,而且还总结了数千年来人们在生活、饮食、情志及临床等方面的护理经验,并结合现代护理的理论和方法,逐渐发展成为一门独立的学科。

(一) 春秋战国时期

早在原始社会时期,人们用树叶、兽皮以遮体御寒,寒冷的冬季活动身体以驱散寒气的侵袭,炎热的夏季居住在阴凉的洞穴里以避酷热,宗族之内群居洞穴以照顾老弱病残或孕妇、分娩,这一时期是早期生活护理的萌芽。人类在生产和生活过程中,会有碰撞而受到外伤,用泥土、树叶、草茎等敷裹伤口,即是最早的外科包扎止血法。

战国时期,扁鹊在救治虢国太子尸厥病时,采用了针刺、热敷等中医治疗和护理技术。中医学典籍《黄帝内经》系统阐述了人体的结构、生理、病理、疾病的诊断、治疗与预防、养生等问题,奠定了中医护理的理论基础。在生活起居护理方面,《素问·脏气法时论》强调病人要寒温适宜,不可过热、过冷。在饮食护理方面,《灵枢·五味》指出:"肝病禁辛,心病禁咸,脾病禁酸,肾病禁甘,肺病禁苦。"又如《素问·腹中论》在论述消渴病的同时,指出消渴病的饮食与用药禁忌等,对饮食护理有了较为详细的论述。在情志护理方面,《黄帝内经》提出了以情制情的护理方法,即"悲胜怒""恐胜喜""怒胜思""喜胜悲""思胜恐"等。此外,如针灸、导引、热熨等操作技术在《黄帝内经》中已有较详细的论述。

(二) 汉唐时期

东汉末年,张仲景的《伤寒杂病论》奠定了中医辨证论治的理论体系,开创了临床辨证施护的先河。该书对煎药方法、服药的注意事项以及观察服药后的不同反应、处理方法、饮食禁忌等都有具体的论述。如服桂枝汤方后,注明要"啜热稀粥一升余,以助药力。温覆令一时许,遍身微似有汗者益佳,不可令如水流离","禁生冷、黏滑、肉面、五辛、酒酪、臭恶等物"。在急救护理方面,书中记载了救猝死、救自缢死、救溺死等急救护理的具体措施。此外,张仲景首创药物灌肠排出宿便法,同时还记载了熏洗法、含咽法、烟熏法、点烙法、坐浴法等护理方法。在饮食护理方面,提出四时食忌、五脏病食禁、妊娠食忌等。华佗倡导的"五禽戏",把医疗、护理、体育结合起来,创立了我国最早的外科护理、康复护理及体育保健。

 历史长廊

人工呼吸的起源

东汉医家张仲景的《金匮要略》中已有人工呼吸急救的记载。有一次仲景外出,见许多人围着一个躺在地上的人叹息,有几个妇女在悲惨地啼哭。他一打听,知道那人因家里穷得活不下去就上吊自杀,被人们发现救下来时已经不能动弹了。张仲景得知上吊的时间不太长,便赶紧吩咐把那人放在床板上,拉过棉被为他保暖。同时叫了两个身强力壮的年轻人,蹲在那人的旁边,一面按摩胸部,一面拿起双臂,一起一落地进行活动。张仲景自己则叉开双脚,蹲在床板上,用手掌抵住那人的腰部和腹部,随着手臂一起一落的动作,一松一压,不一会儿,那人竟然有了微弱的呼吸。张仲景关照大家不要停止动作,继续做下去。又过了一会儿,那人终于清醒过来。这就是现在急救中广泛使用的人工呼吸。

晋·葛洪《肘后备急方》,首创了口对口吹气法抢救猝死病人的复苏术。他提出了"水肿"病人的饮食调护方法:"勿食盐,当食小豆饭,饮小豆汁,鲤鱼佳也。"记载了烧灼止血法、针刺、艾灸及热熨法等护理操作方法。尤其是葛洪倡导的间接灸法,促进了后世灸法技术的发展。

隋·巢元方《诸病源候论》在外科肠吻合术后的饮食护理与术后护理中指出:"当作研米粥饮之,二十余日,稍作强糜食之,百日后,乃可进饭耳。饱食者,令人肠痛决漏",并重视妇女妊娠期间的饮食起居护理与精神调护,提出了"饮食精熟""无食腥辛""和心静息,无使气极"等。

唐·孙思邈《备急千金要方》详细论述了中医护理原则以及各科疾病的护理内容。在"大医习业"与"大医精诚"篇中对医护人员的职业道德提出了严格的要求。《备急千金要方》中创立了许多护理保健的方法,如漱津、琢齿、摩眼、挽发、放腰及食后以手摩腹等。孙思邈重视妇产科疾病的护理,对妇女妊娠养胎、孕妇心理、分娩及产后的护理、用药护理等方面都提出了具体要求及详细的论述。此外,孙思邈首创葱管导尿术,并对热熨、疮疡切口换药、引流等进行了论述。王焘的《外台秘要》对传染病的护理提出了禁止带菌者进入产房等护理探视制度。龚庆宣的《刘涓子鬼遗方》在术后的护理中指出"十日之内不可饱食,频食而宜少,勿使病人惊",强调了术后饮食护理和精神护理的重要性。

(三)宋金元时期

宋金元时期的学术争鸣,促进了医学的发展,丰富了中医护理学的内容。如以李东垣为代表的"补土派"重视对脾胃的调养和护理;以朱丹溪为代表的"滋阴派"重视老年人的保健护理及疾病的饮食调护;以张从正为代表的"攻下派"重视情志护理,采用以"形逗乐解妇愁",并在《儒门事亲》中记载了使用坐浴疗法治疗脱肛的护理操作方法。陈自明的《妇人大全良方》,列有"胎杀避忌产前将护法""妊娠随月数服药及将息法""产后将护法""产后调

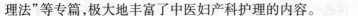

理法"等专篇,极大地丰富了中医妇产科护理的内容。

（四）明清时期

明清时期,中医护理学的理论与实践更加充实,逐渐向独立完整的体系发展。王肯堂的《证治准绳》,介绍了创伤缝合术后的护理方法;李时珍的《本草纲目》对药物疗法有详细的论述。张景岳的《景岳全书·妇人规》中,从产妇的起居、衣着、室温、饮食以及环境等方面提出了护理方法。吴又可的《温疫论》在"论食""论饮""调理法"专篇中,分别详细论述了对传染病人的护理要求。陈实功的《外科正宗·痈疽》,在"调理须知""杂忌须知"专篇中,详细介绍了疮疡的护理原则与方法。清·亟斋居士的《达生编》详细介绍了产前、临产与产后的护理方法。他认为,只要注意产前、临产时的操作护理与饮食护理以及产后的调护,是可以不用服药治疗的。钱襄的《侍疾要语》介绍了生活起居护理、饮食护理以及老年病人护理方法。叶天士的《临证指南医案》对老年病的护理作了具体论述。

十一世纪我国即开始应用"人痘接种法"来预防天花。到了十六世纪,张琰的《种痘新书》,再一次论述了痘疹的发病规律和诊治大法,使"人痘接种法"得以推广。十七世纪该法流传到欧亚各国,成为人工免疫法的先驱。

（五）近代及现代

鸦片战争以后,中国逐步沦为半殖民地、半封建社会。这一时期,中医及中医护理的发展处于停滞不前阶段。新中国成立后,党和政府十分重视中医工作,大力扶持和发展中医事业。1955 年,中医研究院成立后,全国各省相继成立了中医院校与中医医院,并在综合性医院开设中医病房。从此,中医护理工作开始受到重视,中医护理教育事业发展迅速,中医护理队伍日益壮大,涌现出一大批具有献身精神的中、高级中医护理专业人才。中医护理的各类教材和各种专著相继出版,如《中医护理学》《中医基础护理》《中医心理护理学》《中医内科护理学》等,标志着中医护理理论的研究与临床护理实践的总结已进入了一个崭新的阶段。

二、中医护理的基本特点

中医护理的理论体系是经过长期反复的临床实践,在唯物论和辩证法思想指导下逐步形成的,其独特的理论体系有两个基本特点,即整体观念和辨证施护。

（一）整体观念

整体是指统一性、完整性及联系性。中医护理学非常重视人体自身的统一性和完整性,同时,又十分重视人与自然环境、社会环境的统一性,认为人与自然界息息相关,人与社会关系密切。这种机体自身的整体性与内外环境的统一性的思想,称为整体观念。

1. 人体是一个有机的整体 中医学认为人体是以五脏为中心,结合六腑、形体、官窍,构成"脏-腑-体-窍"五个系统。如肺-大肠-皮-毛构成"肺系统",脾-胃-肉-唇构成"脾系统"。每个系统都以五脏为主,将人体构成一个有机的整体。因此,在中医临床护理中,除护理局部病变外,还要兼顾护理相关联的脏腑、经络、体窍。如口舌糜烂的病人,除口腔护理外,还要采用清心泻火的药物治疗心火亢盛所致心烦失眠及心火移热于小肠所致的尿赤、尿痛等症。

2. 人与自然环境的统一性 中医学认为,人与自然界息息相关,自然界的运动变化,会直接或间接地影响人体,使人体产生相应的生理和病理反应。如春夏腠理疏开,表现为脉浮、汗多、少尿;秋冬腠理致密,表现为脉沉、汗少、多尿。人类适应自然环境的能力是有限度的,若气候的异常变化,超过了人体的适应能力,或人体调节功能失常,不能适应自然环境变化,就会发生疾病。如春季多温病,夏季多腹泻、痢疾,秋季多燥咳,冬季多伤寒等。不同的地理环境和生活习惯对人体也有明显的影响,如江南多湿热,人体腠理多疏松,易病湿热;西北多燥寒,人体腠理多致密,易病燥寒等。

3. 人与社会环境的和谐性 人不单是生物个体,而且是社会的一员,具备社会属性。社会环境不同,人体的身心功能和体质也不同。良好的社会环境,融洽的人际关系,有利于身心健康;否则可使人精神压抑,或紧张恐惧,安全感与稳定感低下或缺失,导致身心疾病的发生。所以,人生活在复杂的社会环境中,必须不断自我调节,与之相适应,才能维持生命活动的稳定、平衡和协调,即人与社会环境的和谐性。

(二)辨证施护

辨证施护,是将望、闻、问、切四诊所收集的有关病史、症状和体征等资料,加以分析、综合,辨别疾病的证型,从而进行护理的过程。辨证是决定护理方法的前提和依据;施护是解决护理问题的手段和方法,是辨证的最终目的。

"症""证""病"是三个不同的概念,三者之间既有联系,又有区别。"症",即症状,是某些主观感觉到的不适或病态变化,是辨证的依据,如发热、咳嗽等。"证",即证候,是机体在疾病发展过程中某一阶段各种症状和体征的概括,它包括了疾病的部位、病因、病机,是辨证的结论,如"虚证""热证"等。"病",即疾病,是指有病因、病机、发病形式、发展变化以及转归预后的一定规律的病理全过程,如中风、消渴等。

由于一个疾病的不同阶段可以出现不同的证候,而不同的疾病有时在其发展过程中也可以出现相同的证候。因此,同一个疾病由于证候不同,其护理原则和方法也不同;而不同的疾病只要出现相同的证候就可以采用相同的护理原则和方法,这就是中医的"同病异护"和"异病同护"的道理所在。

"同病异护"是指对同一疾病,由于发病的时间、地域不同或病人体质差异,或疾病处于不同的发展阶段所表现出的不同证候,应采用不同的护理原则、护理措施与护理方法。如感冒有风寒感冒与风热感冒的不同,若见恶寒,发热,无汗,头身痛,痰稀色白,当辨为风寒感冒,宜选用辛温解表的护理原则;若见发热,微恶风寒,汗出,咽喉肿痛,痰稀色黄,当辨为风热感冒,宜选用辛凉解表的护理原则与方法。

"异病同护"是指不同的疾病,只要出现了相同的证候,就可采用相同的护理原则、护理措施与护理方法。如胃下垂、子宫下垂、脱肛是不同的疾病,若均表现为中气下陷的证候,都可采用补中升提的护理原则与方法。

 案例分析

案例:

小张,男,22 岁。因头痛发热 1 天,遂到医院就诊。症见:发热较重,微恶风寒,头痛,汗出,鼻流浊涕,口渴微咳,咽喉肿痛,舌尖红,舌苔薄黄,脉浮数。

分析:

该病人为外感风热证,当以疏风清热、辛凉解表,用银翘散加减。饮食忌辛辣油腻,宜清淡有节,多饮水,注意休息。

三、中医护理的学习方法

中医护理经过历代医家的临床实践和经验的积累,在中医学中占有十分重要的地位,而辨证施护贯穿于疾病治疗的全过程,"三分药,七分养"是对护理工作重要性的高度概括。中医护理独特的生活起居护理、情志护理、饮食护理、用药护理、针灸、推拿、拔罐、刮痧等,是行之有效的护理技术与方法,但其理论知识难理解、难记忆、难掌握,因此在学习本课程时要明确学习目标,讲究学习方法,勤于思考,善于总结,在理解的基础上灵活记忆。

(一)正确对待两种医学理论体系

中医学与现代医学是两种不同的医学理论体系,学习中医基础理论,结合现代医学知识学习时,不能生搬硬套,更不能将两者对立起来。

(二)要熟记中医护理基本内容

中医基础理论是中医护理的基础,掌握阴阳五行的概念与基本内容、脏腑的生理功能、经络的概念与主要内容、病因、方药的基本知识、腧穴等,对中医常见疾病的护理有着重要的作用。

(三)善于运用分析、推理、综合的方法

学习中医护理,要灵活运用所学的中医基础理论知识以帮助理解证候特点,制订护理原则。如风寒咳嗽证,病因是风寒,证候特点是风寒袭肺引起的全身证候及肺系症状。全身证候是表寒证:恶寒微发热,头身疼痛,无汗,苔薄白,脉浮紧等;肺系症状是咳嗽声重,痰稀色白易咯,咽痒,或喘咳等。故护理原则是疏风散寒,宣肺止咳。

(四)掌握基本操作技能

中医护理是一门实践性很强的学科,学习时要理论联系实际,对于针灸、推拿、拔罐等中医护理基本技能要反复练习,正规操作,不断地进行临床实践,将中医护理的基本理论、基本知识和技能灵活运用于临床。

(封银曼)

自测题

1. 下列**不属于**"症"的是
   A. 头痛　　　　　B. 发热　　　　　C. 感冒　　　　　D. 出血　　　　　E. 呕吐
2. 奠定中医护理理论基础的著作是
   A.《黄帝内经》　　　　　　B.《伤寒论》　　　　　　C.《难经》
   D.《神农本草经》　　　　　E.《肘后方》
3. 中医学中成功应用辨证施护的第一部专著是
   A.《黄帝内经》　　　　　　B.《伤寒杂病论》　　　　　C.《难经》
   D.《新修本草》　　　　　　E.《神农本草经》
4. 人体是一个有机的整体,其中
   A. 以五脏为中心　　　　　B. 以六腑为中心　　　　　C. 以经络为中心
   D. 以五官为中心　　　　　E. 以上都不是
5. 中医护理的特点是
   A. 整体观念　　　　　　　B. 天人相应　　　　　　　C. 辨证施护
   D. 标本兼顾　　　　　　　E. 整体观念和辨证施护

第二章 中医护理基础理论

 学习目标

1. 具有能运用中医基础理论初步辨识疾病病理表现的能力。
2. 掌握五脏的生理功能,七情、六淫、瘀血的概念和致病特点。
3. 熟悉经络的概念、组成,精气血津液的生成和各自的生理特点。
4. 了解阴阳五行学说的基本内容。

阴阳学说、五行学说和精气学说是中医理论体系的形成和发展最具有影响的哲学思想,是中医学中最重要的思维方法。

第一节　阴　阳　学　说

阴阳学说,是研究阴阳的内涵及其运动变化规律,并用以阐释宇宙间万事万物的发生、发展和变化的一种古代哲学理论。

一、阴阳的基本概念

阴阳是对自然界相互关联的某些事物或现象对立双方属性的概括,它既可代表两个相互对立的事物,也可代表同一事物内部存在的相互对立的两个方面。

宇宙间的一切事物或现象都包含着阴阳相互对立的两个方面,如白昼与黑夜,炎热与寒冷,晴天与阴天等。一般来说,凡是运动的、外向的、上升的、温热的、无形的、明亮的、兴奋的都属于阳;相对静止的、内守的、下降的、寒冷的、有形的、晦暗的、抑制的都属于阴(表2–1)。

表 2-1　阴阳属性归类

属性	空间方位					时间	季节	温度	湿度	亮度	运动状态				
阳	上	外	左	南	天	昼	春夏	温热	干燥	明亮	升	动	兴奋	亢进	化气
阴	下	内	右	北	地	夜	秋冬	寒凉	湿润	晦暗	降	静	抑制	衰退	成形

事物的阴阳属性不是绝对的,而是相对的。其相对性表现为:一是在一定条件下,阴阳可以相互转化,阴可转化为阳,阳也可转化为阴;二是在阴阳之中,可以再分阴阳,即阴中含有阴阳,阳中也含有阴阳。例如:昼为阳,夜为阴,而上午为阳中之阳,下午则为阳中之阴;前

半夜为阴中之阴,后半夜则为阴中之阳。

阴阳学说的现代研究

明代医家张介宾《类经·运气类》所言:"天本阳也,然阳中有阴;地本阴也,然阴中有阳。此阴阳互藏之道也。"现代研究认为在肿瘤的发生、发展、转移以及治疗中,如炎症微环境中的整体属性属阴,抗炎属阳,而在这整体之中,不同的细胞和分子又表现出不同的阴阳属性,阴中有阳,阳中有阴,"阴阳互寓",共同促进肿瘤的进展。研究认为肿瘤的实质是细胞水平上阴阳平衡失调的结果。细胞增殖属阳,亡属阴,细胞凋亡过少而增殖过多,阳盛阴衰形成肿瘤;当凋亡速度大于增殖速度,即阴阳趋向于动态平衡,则恶性肿瘤消退。

二、阴阳学说的基本内容

阴阳学说的基本内容,包括阴阳的对立制约、互根互用、阴阳消长和阴阳转化四个方面。

(一) 阴阳对立制约

阴阳对立制约,是指自然界一切事物或现象对立的阴阳双方之间的相互制约和相互排斥。如夏季本应炎热,但夏至以后,阴气却渐次而生,用以制约炎热的阳;冬季本应严寒,但冬至以后则阳气渐复,用以制约严寒的阴。相互对立着的双方,一方总是通过斗争对另一方起制约作用。有对立就有斗争,才能推动事物不断发展;相互制约防止对方过于亢盛,才能保持事物的相对稳定性。

阴阳双方在对立斗争之中相互制约,使事物取得动态平衡。阴阳的对立制约维持着人体的物质及功能的动态平衡状态,即"阴平阳秘"。若阴阳的对立制约关系受到破坏,不能维持相对平衡,即出现"阴阳失调"的病变。

(二) 阴阳互根互用

阴阳互根,是指一切事物或现象中相互对立着的阴阳两个方面,具有相互依存、互为根本的关系,任何一方都不能脱离另一方而单独存在。

阴阳互用,是指阴阳之间还存在相互资生、促进和助长的关系。《素问·阴阳应象大论》所言"阴在内,阳之守也;阳在外,阴之使也",即是对阴阳互根互用的高度概括。如上为阳,下为阴,没有上也就无所谓下,没有下也就无所谓上。所以说,阳依存于阴,阴依存于阳,每一方都以其相对的另一方的存在为自己存在的条件。

(三) 阴阳消长

阴阳消长,是指相互对立、相互依存的阴阳双方不是处于静止不变的状态,而是始终处于"阴消阳长"和"阳消阴长"的运动变化中。由于阴阳双方对立面的互相排斥与斗争,其结果必然会导致一增一减或一盛一衰的阴阳双方数理的对比变化。如以四时气候变化而言,从冬至夏,气候由寒冷逐渐转热,即是阴消阳长的过程;由夏至冬,气候从炎热逐渐转寒,即是阳消阴长的过程(图2-1)。

阴阳平衡,是指阴阳消长稳定在一定范围内的结果。阴阳双方不断地消长和平衡,才能推动事物的正常发展,对人体来说,才能维持正常的生命活动。

以人体的生理功能而言,各种功能活动(阳)与营养物质(阴)之间,也不断地处于阳长

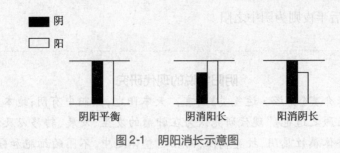

图2-1 阴阳消长示意图

阴消和阴长阳消的运动变化之中。如果这种消长超过一定的限度,不能保持相对平衡,就会出现阴阳的偏盛偏衰,在人体则呈现"阴盛则阳病"或"阳盛则阴病"的病理状态。

(四) 阴阳转化

阴阳转化,是指阴阳对立的双方,在一定条件下,可以各自向其相反的方向转化,即阴转化为阳,阳转化为阴。如自然界的气候,属阳的夏天可以转化为属阴的冬天,属阴的冬天也可以转化为属阳的夏天;人体的病证,属阳的热证可以转化为属阴的寒证,属阴的寒证也可以转化为属阳的热证。

阴阳之间的相互转化,一方面是因为事物的不断运动,对立双方已倚伏着相互转化的因素,这是转化的内在根据。另一方面,事物转化还必须具备一定的外部条件。这种条件就是"重"或"极",没有这一条件,不可能实现阴阳的转化。

如《素问·阴阳应象大论》所说的"重阴必阳,重阳必阴""寒极生热,热极生寒"。阴阳转化实际上是阴阳的消长运动发展到一定阶段,使事物属性发生了量变基础上的质变的结果。

 案例分析

案例:

妮妮,女,8岁。8月16日就诊。主诉:高热、咳嗽、气促2天,大汗、肢冷1小时。病史:病人8月14日晚开始咳嗽、咽痛,继而高热,体温40.2℃,持续不退,伴咳喘气粗,痰黄稠,面红,烦躁不安,口渴喜冷饮,经X线诊断为"支气管肺炎"。收住院治疗后仍高热不退,咳喘不减。今日上午9时开始出现大汗淋漓,继而面色苍白,体温骤降(36.8℃),四肢厥冷。查体:舌青紫,脉沉微细欲绝,血压70/40mmHg。

分析:

妮妮第一阶段表现为咳嗽、咽痛、高热持续不退、痰黄稠属阳证,后一阶段表现大汗淋漓、面色苍白、体温骤降、四肢厥冷、舌青紫,脉沉微细欲绝属阴证。

三、阴阳学说在中医学中的应用

(一) 说明人体的组织结构

阴阳学说认为,人体是一个有机的整体,而各个组成部分,又都可以根据阴阳对立互根的理论,来划分人体组织结构的阴阳两部分。就人体部位而言,上部为阳,下部为阴;体表为阳,体内为阴;背为阳,腹为阴;四肢外侧为阳,内侧为阴。以体内脏腑来说,六腑属阳,五脏属阴。五脏之中,上部的心肺属阳,下部的肝肾属阴。具体到每一脏腑,则又有阴阳之分,如心有心阴、心阳,肾有肾阴、肾阳;就十二经脉来说,循行于四肢外侧面的为阳经,循行于四肢内侧面的为阴经。

(二) 说明人体的生理活动

人体正常的生命活动和生理功能,是由于体内对立着的阴阳两个方面,存在着相互制约、相互依存的关系,并在相互消长和相互转化的运动中,保持着对立统一的协调关系的结果。如属于阳的功能活动和属于阴的物质基础之间的关系就是这种对立统一关系的体现。人体的生理活动是以物质为基础的,没有物质就无以产生生理功能,而生理活动的结果,又不断促进着物质的新陈代谢。人体功能与物质的关系,也就是阴阳相互依存、相互消长的关系,如果人体的阴阳相对平衡协调遭到破坏,则标志着人体处于疾病状态;若人体阴阳双方不能相互维系而分离则人的生命活动必将终止。

(三) 说明人体的病理变化

阴阳学说认为,在人体复杂的生理活动中,阴阳的对立、互根、消长、转化保持着协调平衡关系,是维持正常生命活动的基本条件,一切疾病发生是阴阳失调的结果。阴阳失调包括阴阳偏盛和偏衰两个方面。

1. 阴阳偏盛　盛,指邪气盛。阴阳偏盛,指阴邪或阳邪偏盛,是阴或阳高于正常水平的病理状态。病邪侵入人体,可出现阴阳偏盛的病理变化,阳邪致病,可以使阳偏盛而阴伤,从而出现热证;阴邪致病,则使阴偏盛而阳伤,从而出现寒证,即所谓"阳胜则阴病,阴胜则阳病"。

2. 阴阳偏衰　衰,指正气虚。阴阳偏衰,指机体的阴液或阳气低于正常水平的病理状态。人体正气不足,就会出现阴阳偏衰的病理变化,阳气虚不能制阴则出现虚寒证,阴液亏虚不能制阳则出现虚热证,即所谓"阳虚则寒,阴虚则热"。

根据阴阳互根原理,若机体阴阳双方虚损到一定的程度,常可导致对方的不足,即所谓"阳损及阴""阴损及阳",甚至出现"阴阳两虚"。在某些慢性病的发展过程中,常见由于阳气虚弱而累及阴精的生化不足,或由于阴精的亏损而导致阳气生化无源的病理变化(图 2-2)。

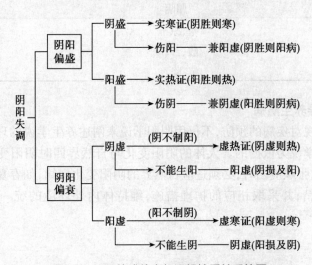

图 2-2　阴阳偏盛偏衰与证候性质关系简图

(四) 用于疾病的诊断

疾病的临床表现错综复杂,千变万化,但都可以用阴证或阳证加以概括。诊察疾病时,若能运用阴阳两分法,就能抓住疾病的本质(表 2-2)。

表2-2　症状体征分属阴阳

四诊	属阴	属阳
望诊	面部色泽晦暗	面部色泽鲜明
闻诊	声音低微断续	声音洪亮
问诊	口渴喜温	口渴喜冷
切脉	沉、涩、迟	浮、滑、数

（五）用于确立疾病的治疗和护理原则

治疗和护理的基本原则就是调整阴阳,补其不足,泻其有余,恢复阴阳的相对平衡状。如在治疗方面上,阴阳偏盛之实寒证用温热药、实热证用寒凉药以泻其有余;阴阳偏衰之虚寒证用扶阳法、虚热证用益阴法以补其不足。在护理方面,阳盛发热病人选择清凉的环境条件,阴盛畏寒病人选择温热的环境条件。

（六）归纳药物的性能

阴阳也可用来概括药物的性味功能,作为指导临床用药的依据。

中药具有四气、五味、升降浮沉的特性。四气即寒、热、温、凉四性。五味有酸、苦、甘、辛、咸。四气之中,温热属阳,寒凉属阴。五味之中,辛味能散、能行,甘味能益气,故辛甘属阳,如桂枝、甘草等;酸味能收,苦味能泻下,故酸苦属阴,如大黄、芍药等;咸味药能泻下,故属阴,如芒硝等。按药物的升降浮沉特性分,药物质轻,具有升浮作用的属阳,如桑叶、菊花等;药物质重,具有沉降作用的属阴,如龟板、赭石等。治疗疾病,就是根据病情的阴阳偏盛偏衰,确定治疗原则,再结合药物的阴阳属性和作用,选择相应的药物,从而达到"谨察阴阳所在而调之,以平为期"(《素问·至真要大论》)的治疗目的(表2-3)。

表2-3　药物性能的阴阳属性表

药物性能	属阴	属阳
药性	寒、凉	热、温
五味	酸、苦、咸	辛、甘
升降浮沉	沉、降	升、浮

（七）用于指导养生防病

中医学十分重视对疾病的预防,不仅用阴阳学说来阐述养生学说的理论,而且养生的具体方法也是以阴阳学说为依据的。人体的阴阳变化与自然界四时阴阳变化协调一致,就可以延年益寿:因而主张顺应四时,必须适应自然界的阴阳变化规律,如春夏季节要保养阳气,秋冬季节需固护阴精,并采取相应的护理措施,维持体内外环境的统一,达到养生防病的目的。

（马秋平）

第二节　五行学说

五行学说,是以木、火、土、金、水五种物质的特性及其运动变化规律来阐释宇宙万物的运动变化及其相互关系的一种世界观和方法论。

一、五行的基本概念

五,指木、火、土、金、水构成客观世界的五种基本物质。行,是指运动变化的意思。五行,即木、火、土、金、水五种物质的运动变化。自然界各种事物的发展变化,都是这五类物质不断运动和相互作用的结果。

二、五行学说的基本内容

(一) 五行的特性

古人在长期的生产和社会实践中,从对木、火、土、金、水五类物质的朴素认识,逐步引申形成了五行特性。

1. 木的特性 "木曰曲直"。"曲直"是指树木主干挺直向上、枝条曲折向外舒展的生长势态,进而引申为凡具有升发、生长、条达、舒畅等作用或性质的事物和现象,均归属于木。

2. 火的特性 "火曰炎上"。"炎上"是指火具有温热、上升、光明的特性,进而引申为凡具有温热、升腾、光明等作用或性质的事物和现象,均归属于火。

3. 土的特性 "土爱稼穑"。"稼穑"是指庄稼的播种与收获,所谓"春种曰稼,秋收曰穑"。指土有播种和收获庄稼,生长万物的作用,进而引申为凡具有受纳、承载、生化等作用或性质的事物和现象,均归属于土。

4. 金的特性 "金曰从革"。"从革"是指顺从、变革的意思,指金具有肃杀、收敛、潜降、清洁的特性,进而引申为凡具有肃杀、沉降、收敛、清洁等作用或性质的事物和现象,均归属于金。

5. 水的特性 "水曰润下"。"润下"是指水具有滋润、寒凉、向下的特性,进而引申为凡具有寒凉、滋润、向下、闭藏等作用或性质的事物和现象,均归属于水。

(二) 事物属性的五行归类

五行学说采用取象类比和演绎的方法按照事物的不同性质、作用与形态分别将其归属于木、火、土、金、水五行之中,借以阐述人体脏腑组织之间的复杂联系及其与外界环境之间的相互关系(表2-4)。

表2-4 五行归类

自然界						五行	人体				
五味	五色	五化	五气	五方	五季		脏	腑	五官	形体	情志
酸	青	生	风	东	春	木	肝	胆	目	筋	怒
苦	赤	长	暑	南	夏	火	心	小肠	舌	脉	喜
甘	黄	化	湿	中	长夏	土	脾	胃	口	肉	思
辛	白	收	燥	西	秋	金	肺	大肠	鼻	皮毛	悲
咸	黑	藏	寒	北	冬	水	肾	膀胱	耳	骨	恐

例如,以木来说,春季草木开始萌芽生长,呈现了蓬勃的生气,并出现青的颜色,故用木来象征春。在生长化收藏的过程中,属于"生"的一环。春季多风,结合人体肝脏性喜条达舒畅,象征着木和春的情况。而五脏中的肝和六腑中的胆是表里关系,肝又开窍于目,在五体中主筋,故肝病每多出现目病或抽筋(痉挛)的症状。肝木旺者多喜怒,而大怒又易伤肝,所以在五志中主怒。某些肝病,往往会出现青的颜色。把以上这些自然现象和人体生理病理现象联系在一起,就可以把木、春、肝、胆、目、筋、怒、青等一系列的事物和现象,归属于木的

一类之下,形成了一个系统。

(三) 五行的生克乘侮

五行学说是以五行的相生相克来说明事物之间的相互资生和相互制约的关系,以五行的相乘相侮来探索事物间协调平衡被破坏后的相互影响。

1. **相生** 即互相资生、助长、促进之意。五行之间互相资生、互相促进的关系,称之为五行的相生关系。五行相生的次序是:木生火,火生土,土生金,金生水,水生木(图2-3)。

2. **相克** 即相互制约、克制、抑制之意。五行之间相互制约的关系称之为五行的相克关系。五行相克的次序是:木克土,土克水,水克火,火克金,金克木。这种关系也是往复无穷的(图2-4)。

图2-3　五行相生次序　　　　　　　图2-4　五行相克次序

3. **制化** 制,制约、克制。化,即化生、变化。五行制化,是五行生克关系的相互结合,五行生克是事物运动变化的正常规律。在五行之间的生克关系中,相生与相克是不可分割的两个方面,任何一行皆有"生我""我生""克我""我克"四个方面的关系。以木为例,"生我"者水,"我生"者火,"克我"者金,"我克"者土。五行之间这种生中有制,制中有生,相互生化,相互制约的生克关系,才能维持和促进事物的相对平衡协调与发展变化(图2-5)。

4. **相乘** 乘,即乘虚侵袭的意思。相乘是指五行中某一行对其所胜一行的过度相克。五行之间相乘的顺序与相克的顺序是一致的,只是相克是正常现象,相乘为异常现象。

5. **相侮** 侮,即欺侮,有恃强凌弱之意。相侮是指五行中某一行对其所不胜一行的反克,与相克的顺序相反。五行中相侮的规律以反克推之,即木侮金、金侮火、火侮水、水侮土、土侮木。

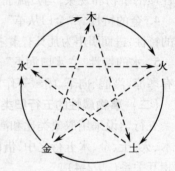

图2-5　五行相生相克示意图
——→相生　--->相克

五行乘侮是五行间的反常相克现象。相乘和相侮均因五行中的任何一行的太过或不及所引起,两者可同时发生。如木过强时,既可以乘土,又可以侮金;木不足时,既可以受到金乘,又可以受到土的反侮。

三、五行学说在中医学中的应用

(一) 归属人体的组织结构

中医学运用了五行类比联系的方法,根据脏腑组织的性能和特点,将人体的组织结构分属于五行(表2-4)。

(二) 说明五脏的生理功能

按五行学说的分类方法,将人体的五脏归属于五行,并以五行抽象的特点来说明五脏的生理功能。木有生发条达的特性,肝喜条达恶抑郁,具有疏泄的功能,故以肝属木;火性温热上炎,心阳温煦,故以心属火;土性敦厚,生化万物,脾为气血生化之源,故以脾属土;金性清肃、收敛,肺气肃降,故以肺属金;水性滋润下行,肾藏精主水,故以肾属水。

(三) 说明五脏间的相互关系

五行学说以五行生克制化理论说明各脏生理功能的内在联系。如肾水之精以养肝,肝木藏血以济心,心火之热以温脾,脾土之谷以充肺,肺金清肃下行以助肾水,这就是五脏相互资生的关系。肝木的条达,可疏泄脾土的壅郁;脾土之运化,可制止肾水泛溢;肾水之滋润,可防止心火的亢烈;心火之阳热,可制约肺金清肃太过;肺金清肃下行,可抑制肝阳的上亢,这就是五脏相互制约的关系。

(四) 说明五脏病变的相互影响

脏腑病变的相互影响和传递,谓之传变,即本脏之病可以传至他脏,他脏之病亦可以传于本脏。从五行规律来说,则病理上的传变主要体现于五行相生的母子关系及五行相克的乘侮关系。按相生关系的传变:如肾病及肝称"母病及子",肝病犯肾称"子病犯母";按相克关系的传变:如肝病传脾称"木乘土",脾病及肝称"土侮木"。

(五) 用于疾病的诊断

五行学说把五脏与五色、五味等以五行分类归属联系起来,作为诊断疾病的理论基础。因此,在临床诊断上,我们即可以综合四诊材料,根据五行所属及其生克乘侮规律来推断病情。如面见青色,喜食酸味,两胁胀痛,脉弦,即可诊为肝病;面见赤色,口味苦,舌尖红或糜烂,脉洪或数,则可诊为心火亢盛;而脾虚病人,面色见青,口泛酸水,则可诊为肝木乘土,即肝脾不和之证。

(六) 用于治疗与护理

五行学说用于治疗和护理方面,则主要在于控制疾病的传变和确定治疗和护理的原则两方面。运用五行生克乘侮关系可以推断和概括疾病的传变规律,并能确定预防性治疗原则和护理措施。

1. 控制疾病传变　疾病的传变,则常是一脏受病而波及他脏,或他脏受病而传及本脏。在临床上除对所病本脏进行适当处理外,特别应考虑到与其有关脏腑之间的传变关系,并应根据五行的生克乘侮规律来调整其太过或不及,以控制或防止其疾病的传变,使之恢复其正常的功能活动。如肝脏有病,则应经常注意强健脾胃,以防其传变。脾胃不虚,则疾病不易传变,且易于痊愈。

2. 确定治疗和护理原则　在临床上还经常用五行的生克规律来确定治疗、护理原则。主要是根据相生、相克规律来确定某些治疗原则和治疗方法,如"虚则补其母,实则泻其子"。

 知识窗

护理程序与五行相生

五行学说对整体护理的指导意义表现为整体性、动态性、相关性三方面。护理人员要在人的生命不同阶段中给予服务对象动态的照顾和健康指导,不仅注重护理对象的康复,还要根据疾病发展过程中的生克乘侮关系协调机体内外环境的平衡,才能为服务对象提供高质量的护理。护理程序是临床护理中一个完整的工作过程,包含护理评估、护理诊断、护理计划、护理实施、护理评价 5 个步骤,与五行一样也不是孤立存在的,而是密切相关的,每一部分的变化,必然影响其他部分的状态、要素之间的相互联系和相互作用,形成特定的整体结构,护理程序可被看成一个五行相生图。

(马秋平　黄萍)

第三节 藏　象

 工作情景与任务

导入情景:

　　一天,诊室走进一位40岁左右的中年女性,观其精神不振,面色萎黄,形体消瘦。诉因母亲去世致失眠、睡不好觉已有5年,伴多梦、头晕乏力,记忆力下降。近1个月来症状加重,多梦易醒,醒后胸闷、心悸、头晕;平时自觉短气,倦怠乏力,心悸健忘,不欲饮食,大便不成形,月经量少色淡,白带量多色白,无异味。因屡服地西泮片,症状仍不缓解而来诊。

工作任务:

1. 请判断病人病变的脏腑。
2. 请运用藏象理论分析病人每一症状的发生机制。

　　藏象,是人体内脏的生理活动和病理变化反映于外的征象。藏象是人体系统现象与本质的统一体。藏象学说主要是研究各脏腑的形态结构、生理功能、病理变化及其与气、血、津液、神等之间的相互关系,以及脏腑之间、脏腑与形体官窍之间的相互关系的学说。以五脏为中心的整体观是藏象学说的基本特点。"脏腑"是中医学特有的概念,与现代医学"脏器"的概念不同。在学习中要注意运用整体观念,理解分析五脏的生理、病理及其相互关系,不能完全用现代医学的观念去理解中医的脏腑。

一、五脏

(一) 心

心位于胸腔,两肺之间,外有心包护卫。

1. 心的主要生理功能

(1) 心主血脉:是指心气推动血液在脉管中运行,以发挥营养周身的作用。心主血脉的基本条件是:心气充沛,血液充足,脉管通利。故心主血脉功能正常则心脉搏动如常,面色红润,脉搏和缓有力;若心主血脉功能异常则可出现心、脉、面、舌的异常表现,如心气虚可见心悸、舌淡、脉细无力等症。

(2) 心主神志:也称心藏神,神有广义和狭义之分,广义的神是指人体生命活动的外在表现,反映脏腑经络等组织器官的生理功能。狭义的神是指心所主的神志,即人的精神、意识思维活动。血是神志活动的物质基础,心主血脉和心主神志的功能密切相关。因此心主血脉的功能异常,可出现神志的改变,如心血不足,心神失养,可见失眠、多梦、记忆力减退等症。

2. 心的联属功能

(1) 心开窍于舌:心的经络上系于舌,通过对舌的观察,可以了解心的生理功能。心的生理功能正常,则舌体柔软、红润,运动灵活,味觉灵敏。若心有病变亦反映于舌,如心血不足可见舌体瘦薄,舌色淡;心火上炎,可见舌质红,心血瘀阻,可见舌质紫黯有瘀斑。

(2) 心在体合脉,其华在面:在体合脉,是指全身的血脉都统属于心。其华在面是指心的生理功能是否正常,可以从面部的色泽变化显露出来。如心气不足,可见面色淡白、晦滞;若心气旺盛,血脉充盈,则面部红润有光泽;心血瘀阻,则面色青紫。

(3)心在志为喜:是指心的生理功能与精神情志的"喜"有关。喜,属于机体对外界刺激产生的良性反应,有益于心主血脉的生理功能,但喜乐过度,则可使心神涣散不收,注意力不集中。

(4)心在液为汗:是指汗液的生成、排泄与心血、心神的关系密切。心精、心血为汗液化生之源,血液与津液同源互化,故又有"血汗同源"和"汗为心之液"之说。如精神紧张则冷汗淋漓。

【附】心包络

心包络,简称心包。是包在心脏外面的包膜,具有保护心脏的作用。故当外邪侵犯心脏时,首先使心包受病。如外感热病出现的神昏、谵语等称"热入心包"。

(二)肺

肺位于胸腔,上通喉咙,左右各一。

1. 肺的主要生理功能

(1)肺主气司呼吸:肺主气的功能包括两个方面,即主呼吸之气和主一身之气。肺主呼吸之气是指肺有主管呼吸的作用,肺是体内外气体交换的场所。肺主一身之气是指肺有主持、调节全身之气的作用,即肺通过呼吸参与气的生成和调节气机的作用。在气的生成方面,主要与宗气的生成有关,宗气是由肺吸入的清气和脾胃运化的水谷之精气构成。肺司呼吸功能正常,则宗气和全身之气生成旺盛,反之则可出现少气不足以息、气短、声低、乏力等气虚的表现。

(2)肺主宣发和肃降:宣发和肃降是指肺气的两种运动形式,宣发是肺气的向上、向外运动;肃降是肺气的向下、向内运动。肺主宣发的生理作用有三个方面:呼出体内的浊气、向上向外输布水谷精微和津液、宣发卫气到体表。肺主肃降的生理作用也有三个方面:吸入自然界的清气,将津液、水谷精微向下布散,清除呼吸道异物。肺的宣降功能正常,则呼吸均匀和调,气机调畅,全身气血津液运行正常。若肺失宣降,则可出现咳嗽、气喘等多种病证。

(3)肺主通调水道:是指肺的宣发肃降作用能疏通调节水液运行的道路,推动水液的输布和排泄。肺通调水道功能正常,则体内水液可正常输布和排泄,若肺失宣降,影响通调水道功能,则可出现水肿,或形成痰饮等病理变化。

2. 肺的联属功能

(1)肺合皮毛:皮毛是机体抵抗外邪的屏障,由肺所宣发的卫气和津液温养润泽。肺的宣降功能正常,则皮肤致密,毫毛光泽,抵御外邪的能力亦强;若肺宣发卫气和输精于皮毛的功能减弱,则机体抵抗外邪的能力低下,易感冒或出现皮毛憔悴、枯槁等症。

(2)肺开窍于鼻:鼻与喉相通,联与肺。鼻的嗅觉与喉的发音都依赖于肺气的作用,肺气通利,则嗅觉灵敏,声音能彰;而外邪袭肺亦多从口鼻而入,肺的病变,也可出现鼻塞、流涕、音哑等症状。

(三)脾

脾位于腹腔上部,左膈之下。

1. 脾的主要生理功能

(1)脾主运化:指脾能将水谷化为精微,并将精微物质吸收转输至全身的生理作用。脾主运化包括运化水谷和运化水液两个方面。①运化水谷:是指对食物的消化吸收和转输作用。食物入胃,经过胃的初步消化下达小肠,再经小肠进一步消化,分解成水谷精微和糟粕,但胃和小肠的作用必须依赖于脾的运化功能,才能使水谷化为精微。脾的运化功能正常,则机体消化功能健全,水谷精微不断产生,而水谷精微是人出生以后,生长发育和维持生命活动必需营养物质的主要来源,也是生成气血的主要物质基础。所以称脾为"气血生化之源","后天之本"。若脾运化功能减弱,则可出现食欲不振、腹胀、便溏以及倦怠、消瘦等症。②运化水液:是指脾有吸收输布水液、防止水液在体内停滞的作用。脾运化水液功能强健,人体水液代谢相对平衡;若脾运化水液的功能异常,则可形成水湿、痰饮等水液代谢障碍的病理产物,甚则出现水肿。

(2)脾主升清:脾的运化功能特点是升清,脾气通过升的作用,将水谷精微上输到心肺,化生为气血,以营养全身。脾气的升举还能维持体内脏器位置恒定。所以说脾气升,则气血生化有源,生命活动旺盛;若脾气不升,则可出现头晕目眩,腹胀泄泻等;若脾气下陷,还可出现脱肛或内脏下垂等病症。

(3)脾主统血:是指脾有统摄血液在脉管内运行,防止逸出脉外的作用。脾统血的功能正常,血液循脉而行;若脾不统血则可出现各种出血,如衄血、便血、崩漏等。

2. 脾的联属功能

(1)脾主肌肉四肢:脾运化功能正常,气血生化有源,则肌肉丰满健壮,活动有力。若脾的运化功能减弱,则形体消瘦,肌肉松弛,倦怠乏力。

(2)脾开窍于口,其华在唇:脾开窍于口,脾运化功能正常,则食欲口味正常,若脾失运化,则可出现食欲不振,口淡乏味。口唇的色泽是脾运化功能状态的反映,如脾气健运,气血充足,则口唇红润有光泽;若脾失健运,气血衰少,则可出现口唇淡白无华或萎黄不泽。

(四)肝

肝位于腹腔,横膈之下,右胁之内。

1. 肝的主要生理功能

(1)肝主疏泄:指肝有保持全身气机疏通畅达的作用。气机是指气的升降出入运动,肝主疏泄功能包括调畅气机、调畅情志和促进消化三个方面。①调畅气机:肝的疏泄功能正常,则气机调畅,气、血、津液运行正常,脏腑功能活动正常和调;若肝失疏泄,气行不畅,则可出现胸胁两乳或少腹的胀痛不适;若肝升太过,则可出现头目胀痛,面红目赤,急躁易怒,甚则出现咯血,呕血,或猝然昏倒,不省人事。②调畅情志:肝主疏泄功能正常,气机调畅,气血和调,精神愉悦,心情舒畅;若肝失疏泄,气机不畅,则可表现为精神抑郁,心情不畅;若肝升太过,则可出现头胀头痛、急躁、易怒等。③促进消化:脾升胃降是食物消化吸收的过程,肝疏泄功能正常,有助于脾升胃降及二者之间的协调,若肝失疏泄,影响脾升胃降,既可出现脾气不升的表现,如眩晕、泄泻等,也可出现胃气不降的症状,如嗳气、脘痞、呃逆等;肝疏泄功能正常,还能促进胆汁的分泌和排泄,有助于饮食物的消化吸收;若肝失疏泄,影响胆汁的分泌和排泄,可出现胁痛、口苦等症。

(2)肝主藏血:指肝有贮藏血液、调节血量的作用。肝是人体贮藏血液的主要器官,当机体活动量增加时,肝将贮藏的血液向外周输布,当人体处于安静状态时,则部分血归于肝脏。肝藏血的另一个含义是固摄血液,防止出血。所以肝藏血的功能异常既可见血虚的症状,如头晕目眩、肢体麻木、妇女月经量少等,又可见出血的病证,如咯血、呕血、妇女月经过多等。

2. 肝的联属功能

(1)肝主筋:筋即筋膜,是连接关节、肌肉,主管运动的组织,其依赖于肝血的濡养。如肝血不足,筋失所养,则表现为动作迟缓,屈伸不利,肢体麻木,震颤等。

（2）肝开窍于目,其华在爪:目的视觉功能依赖于肝血的濡养。若肝血不足,则出现视物不清或夜盲;若肝阴不足,则两目干涩,视物昏花;若肝火上炎,则目赤肿痛。爪即爪甲,乃筋之延续,故称"爪为筋之余",包括指甲和趾甲,肝血充足,爪甲红润,坚韧明亮,若肝血不足,则爪甲软薄,色泽枯。

知识窗

肝主疏泄与抑郁症发病机制的相关性

抑郁症是常见的情感性精神障碍,是一种以显著而持久的心境低落为主要特征的综合征。近年来抑郁症的发病率呈逐年上升趋势,已成为严重影响大众健康的常见疾患之一,并明显影响到个人的工作效率和生活的质量,且易导致精神心理疾患的发生。从肝主疏泄的理论发展、内涵及中医学对抑郁症的病因病机认识,初步探讨抑郁症从肝论治的理论基础,得出肝主疏泄功能失职与抑郁症发病具有一定的相关性。

（五）肾

肾位于腰部,脊柱两侧,左右各一,故称"腰为肾之府"。肾藏先天之精,主生殖,为生命之本原,故又称为"先天之本"。

1. 肾的主要生理功能

（1）肾主藏精,主生长、发育和生殖:指肾有贮存和封藏精气的作用。精是构成人体和维持人体生命活动的基本物质,肾所藏的精包括两个方面:来源于父母的先天之精和脾胃运化的水谷之精(也称后天之精)。先天之精和后天之精相互依存为用,密切结合构成了肾中之精,精能化气,肾气有促进机体生长、发育和生殖的作用。肾中精气的功能可概括为相互制约依存的肾阴和肾阳两个方面:肾阳对人体有温煦、推动作用,是人体阳气的根本;肾阴对全身脏腑组织有滋养濡润作用,是人体阴液的根本。

（2）肾主水:指肾脏有主持和调节人体水液代谢的作用。肾主水的作用,亦称肾的气化作用。水液的代谢,主要是通过胃的摄入,脾的运化转输,肺的宣发肃降布散到全身,被组织利用后的水液经三焦下归于肾,经肾的气化作用分为清浊两部分,清的运行到脏腑,浊的下输膀胱,在肾和膀胱的气化作用下排出体外。故肾的气化功能正常,则膀胱开合有度,水液排出正常。若肾的气化功能减弱,膀胱开合失度,则可出现尿少、尿闭、水肿等症状。

（3）肾主纳气:是指肾摄纳肺所吸入的清气,调节呼吸,维持一定呼吸深度的作用。肾纳气功能正常,则呼吸均匀通畅;若肾纳气功能减弱,则可出现呼吸表浅,动则气喘,呼多吸少等表现(图2-6)。

（4）肾主骨、生髓、通于脑:肾藏精,精能生髓,髓包括脑髓和脊髓,脑为髓聚而成,故称"脑为髓海"。髓居于骨中,肾中精气充盈,则骨髓、脑髓、脊髓得以充养,脑的发育健全,骨坚硬有力;若肾中精气不足,小儿可出现生长发育迟缓,成人可出现头晕耳鸣,腰膝酸软,骨骼脆弱,易发生骨折等表现。齿与骨同出一源,故有"齿为骨之余"之说。肾精充沛,则牙齿坚固不易脱落;肾中精气不足,则牙齿易于松动或早期脱落。

2. 肾的联属功能

（1）肾开窍于耳和二阴:肾开窍于耳是指耳的听觉功能依赖于肾中精气的充养,肾中精气充沛,则听觉灵敏;肾精不足,可出现耳鸣、耳聋。二阴是指前阴和后阴,前阴有排尿和生

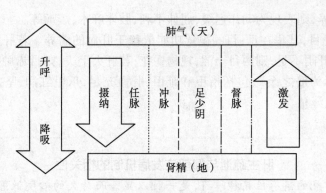

图 2-6　肾主纳气示意图

殖功能,后阴有排泄粪便功能。二者的功能都依赖于肾的气化作用。若肾虚气化失职,小儿可见遗尿,老人则小便频数,甚则小便失禁;若肾虚不固,可见男子遗精,女子滑胎等;若肾阳虚,水湿不运,可出现大便溏泄;若肾阴不足,可出现大便秘结。

（2）肾其华在发:肾藏精,精能化血,血能养发,肾精充足则血旺,毛发黑而润泽,若肾中精气虚衰,则毛发变白,枯槁而脱落。

 知识窗

有关肾与耳关系的研究

近年来,国内外学者运用现代科技手段开展了有关肾与耳关系的研究。有资料表明,肾与耳这两个相距较远的器官,在解剖组织结构和酶的含量与分布方面;在水和电解质平衡生理机制以及两个器官对某些药物的药理反应上均有类似之处。特别是对内耳有毒性的氨基苷类抗生素(如新霉素、卡那霉素、庆大霉素、硫酸链霉素等)同样具有肾毒性,而抑制肾功能的利尿药(如利尿酸等)同样可以引起人和动物听觉障碍,并对内耳生物电产生明显的抑制作用;肾衰竭及肾透析、肾移植病人常出现听力障碍;运用肾 X 线造影剂(如泛影葡胺)治疗耳聋获得疗效等事实说明,肾与耳确实存在着某些类似之处,从而为中医肾与耳的关系提供了生理病理学依据。

二、六腑

(一) 胆

胆为六腑之一,又属奇恒之腑,与肝相连。

胆的主要生理功能是:贮存排泄胆汁,并受肝疏泄功能的控制和调节。肝疏泄功能正常,胆汁排泄于小肠,助饮食物消化;若肝失疏泄,胆汁排泄不利,可出现胸胁胀痛、食欲不振、厌食油腻等,胆汁上逆可见口苦,胆汁外溢于肌肤可出现黄疸。此外胆有主决断的功能,若胆气虚弱,可见善恐易惊、失眠多梦等。

(二) 胃

胃位于膈下,上接食管,下通小肠。

胃的主要生理功能是:①主受纳,腐熟水谷。胃接受容纳饮食物,经过初步消化形成食糜,下传于小肠。若胃受纳与腐熟水谷功能异常,可见胃脘胀痛、纳呆、厌食等症。②胃主通

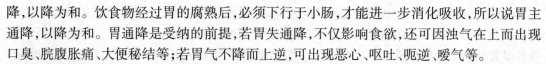

降,以降为和。饮食物经过胃的腐熟后,必须下行于小肠,才能进一步消化吸收,所以说胃主通降,以降为和。胃通降是受纳的前提,若胃失通降,不仅影响食欲,还可因浊气在上而出现口臭、脘腹胀痛、大便秘结等;若胃气不降而上逆,可出现恶心、呕吐、呃逆、嗳气等。

(三) 小肠

小肠位于腹中,上端与胃相通,下端与大肠相连。

小肠的主要生理功能是:①主受盛和化物。小肠接受胃初步消化后的食物,进一步消化。若小肠的受盛化物功能减弱,可出现腹胀、腹痛、便溏等。②泌别清浊。小肠将消化的饮食物,分为水谷精微和食物残渣两部分,水谷精微吸收,食物残渣下输到大肠,小肠在吸收水谷精微的同时也吸收了大量的水液,多余的水液下渗于膀胱。若小肠泌别清浊功能异常,可出现小便少、大便稀薄等。

(四) 大肠

大肠位于腹中,其上接小肠,下端接肛门。

大肠的主要生理功能是:传化糟粕。大肠接受小肠泌别清浊后所剩的食物残渣,吸收其多余的水液,将粪便排出体外。若大肠传导功能失调,可出现腹痛、排便异常等。

(五) 膀胱

膀胱位于下腹中央。

膀胱的主要生理功能是:贮尿和排尿。水液在肾的气化作用下,下输于膀胱,形成尿液,通过肾的气化作用,使膀胱开合有度,及时排出体外。若膀胱贮尿排尿功能异常,可见尿频、小便不利或尿失禁等。

(六) 三焦

三焦是中医藏象学说中的一个特有名词,是上焦、中焦、下焦的合称。上焦一般是指膈以上的胸腔,包括心和肺;中焦是膈以下、脐以上的腹部,主要包括脾胃和肝胆;下焦指脐以下的部位,主要包括肾和膀胱等。由于三焦是位于胸腹腔的一个大府,所以三焦概括了五脏六腑的生理功能和生理特点。

三焦的主要生理功能是:通行诸气,运行水液。

知识窗

关于"上焦如雾、中焦如沤、下焦如渎"之说

上焦如雾,是指上焦能够布散精微物质,以雾露弥漫的状态营养肌肤、毛发及全身各脏腑组织器官的作用,雾是形容水谷精微物质的一种弥漫状态。中焦如沤,是指中焦脾胃具有消化、吸收、运化水谷精微,生化气血的作用,沤是形容饮食水谷腐熟成食糜的状态。下焦如渎,是指下焦有泌别清浊、排泄二便的作用。渎,是沟渠、水道的意思。

三、奇恒之腑

奇恒之腑包括脑、髓、骨、脉、胆、女子胞。它们多为空腔脏器,与腑相似,生理功能主要是贮藏精气,与脏相似,藏精气而不泻;既有别于脏,又不同于腑,故称奇恒之腑。本节仅介绍脑及女子胞的功能。

(一) 脑

脑,又名髓海。居颅腔之中,深藏于头部,其外为头面,内为脑髓,是精髓和神明汇聚之

处,又称为"元神之府"。元神是人在出生之前,随形具而生之神,元神藏于脑中。脑的主要生功能是主宰人体的生命活动,主司人的精神活动,包括思维、意识和情志活动等,都是客观外界事物反映于脑的结果。脑主精神活动的功能正常,则精神饱满,意识清楚,思维灵敏,记忆力强,语言清晰,情志正常,否则异常。

(二) 女子胞

女子胞,又称胞宫、子宫、胞脏,位于小腹部,在膀胱之后,直肠之前,下口与阴道相连,呈倒置的梨形。女子胞是女性的内生殖器官,其主要生理功能是主持月经和孕育胎儿。

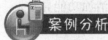

案例分析

案例:

曾奶奶,67 岁。2008 年 3 月 28 日初诊。主诉:咳喘病 20 余年,加重 2 周。病史:病人反复发作咳喘 20 余年,冬天易发。近年病情日趋加重,动则气促,伴下肢浮肿,多次住院治疗。2 周前因起居不慎,上述症状加剧,咳喘不得平卧,咳痰黄黏,胸中满闷,两下肢高度浮肿,小便量少。查:巩膜瘀丝,面色熏黑,唇甲青紫,面色苍白,舌质紫暗,脉细滑小数。

分析:

病人咳喘不得平卧,咳痰黄黏,病变主要在肺,是因肺的宣发肃降功能失常所致,病久导致肺失通调损及肾,肾不纳气,出现两下肢高度浮肿,小便少。

四、脏腑之间的关系

(一) 脏与脏之间的关系

1. **心与肺** 心主血,肺主气。心与肺是气和血的关系。肺主气的作用能助心行血,而血液的正常运行,有助于维持肺的呼吸功能。若肺主气功能异常,可影响心行血的功能,出现胸闷、心悸,甚至出现唇青舌紫等血瘀表现。若心不主血,影响肺的宣发肃降,可出现咳嗽、气促等症。

2. **心与脾** 心主血,脾统血,又为气血生化之源。脾运化功能正常,生血旺盛,则心有所主;心主血,脾得濡养,则脾的运化、统血功能正常。若思虑过度,耗伤心血,则影响脾的运化功能,而脾气虚弱,气血生化无源,则心失所养,二者均可出现心悸、失眠、多梦、腹胀、食少、体倦乏力等心脾两虚之证。

3. **心与肾** 心属火,肾属水。心火必须下降于肾,使肾水不寒,肾水必须上济于心,使心火不亢,心肾之间协调平衡的关系被称为"心肾相交",若心肾相交平衡失调,可出现心烦、失眠、腰膝酸软、男子遗精,或女子梦交等心肾不交的表现。

4. **心与肝** 心主血,肝藏血,共同维持血液的正常运行。心的行血功能正常,则肝有所藏,若肝不藏血,心无所主则血液运行异常。心主神志,肝主疏泄,共同维持正常的精神情志活动,若心火亢盛引动肝火可见心烦失眠、急躁易怒等症。

5. **肝与肾** 肝藏血,肾藏精。精能生血,血能化精,二者都来源于水谷之精,故有"肝肾同源""精血同源"之称。故肾精亏损与肝血不足常相互影响,而出现头晕目眩、腰膝酸软、耳鸣耳聋等肝肾不足之证。

6. 肝与脾 肝主疏泄,脾主运化;肝藏血,脾统血。肝的疏泄功能正常,则脾的运化功能健旺,若肝失疏泄,气机郁滞,脾失健运,可见精神抑郁、胸胁胀满、腹痛便溏等症。肝藏血和脾统血的功能协调,才能维持气血的正常运行。

7. 肺与脾 气的生成主要依赖于肺的呼吸和脾的运化功能;若肺气虚影响到脾,或脾气虚累于肺,均可见咳嗽、懒言、食少、便溏、乏力等肺脾两虚之证。肺的宣降,通调水道及脾的运化水液二者的功能协调配合,才能维持津液的代谢和输布。若脾失健运,聚湿生痰影响肺的宣降,可出现咳嗽、痰多、气喘等症。

8. 肺与肝 肺主肃降,肝主升发,升降协调,气机调畅。若肝升太过或肺失肃降,均可致气火上逆而出现咳嗽、咯血等症。

9. 肺与肾 肺的宣发肃降、通调水道功能,依赖于肾阳的推动,肾的气化主开合作用,依赖于肺的宣发肃降功能。若肺失宣降,通调水道失职,损及肾脏可出现水肿、尿少等症;肺主呼吸,肾主纳气功能正常,则呼吸均匀,故有"肺为气之主,肾为气之根"之说。若肺病日久伤及于肾可见气短喘促、呼多吸少等肾不纳气之证。

10. 脾与肾 "脾为后天之本","肾为先天之本"。脾的运化功能依赖于肾阳的推动,肾中精气亦赖于水谷精微的培育和补充。若脾气虚弱可影响到肾,肾精亏损亦可影响到脾而出现腹胀便溏、腰酸耳鸣等症。

(二) 腑与腑之间的关系

六腑之间的关系,主要体现在饮食物的消化吸收、津液的生成输布、糟粕形成排泄过程中的相互联系和紧密协调。由于六腑传化水谷,不断地受纳排空,故有"六腑以通为顺""六腑以通为用"之说。

(三) 脏与腑之间的关系

脏与腑是阴阳表里配合的关系。脏属阴、腑属阳,阴主里、阳主表,构成了一脏一腑、一阴一阳的表里关系。

1. 心与小肠 心与小肠相表里,若心经有热可下移于小肠出现少尿、尿热、尿赤、尿痛等症;而小肠有热循经上炎于心,可见舌红、口舌生疮等症。

2. 肺与大肠 肺与大肠相表里,若大肠实热可影响肺的肃降出现胸满、喘咳等症。若肺气不降,津液不能下达可见大便秘结。

3. 脾与胃 脾与胃相表里,若脾为湿困,运化失职,清气不升,可影响胃的受纳和降浊,而出现纳呆、脘腹胀满等症;若食滞胃脘,浊气不降,亦可影响脾的运化和升清功能,而出现腹胀、泄泻等症。

4. 肝与胆 肝与胆相表里,如肝气郁滞,影响胆汁的排泄,胆腑湿热,影响肝的疏泄则可出现肝胆气滞、肝胆湿热等证。

5. 肾与膀胱 肾与膀胱相表里,若肾气不足,气化失常,膀胱开合失度,可出现小便不利、遗尿或尿失禁等症。

(马秋平 黄萍)

第四节 精、气、血、津液

气和精血津液一样是构成人体的基本物质,精血津液均由气化生而成。

一、精

1. **精的含义**　精有广义和狭义之分。广义的精泛指由气化生,构成人体和维持人体生命活动的精微物质;狭义的精是指肾所藏的精,是促进人体生长发育和生殖功能的基本物质。

2. **精的来源**　精来源于先天,由后天充养。所以精的来源有先天和后天之分。先天之精禀受于父母,是构成脏腑组织的原始生命物质。后天之精来源于饮食水谷,是脾胃运化的水谷之精和五脏六腑之精。后天之精也包括脾胃运化的水谷之精和自然界的清气。

3. **精的主要生理功能**　精的主要生理功能是繁衍生殖,促进人体的生长发育,生髓化血,滋养脏腑。

二、气

气是构成和维持人体生命活动的最基本物质,具有运动的属性。

(一) 气的生成与运行

1. **气的来源**　气来源于先天之精和后天之精。气的形成依赖于脏腑组织的综合作用,与先天禀赋和后天营养及肾、脾胃、肺的功能密切相关。

2. **气的运动**　气在人体内不停地运动,气的运动称气机。气运动的基本形式是升、降、出、入。人体脏腑经络的生理活动,是气升降出入运动的具体体现。如肺的呼吸功能,呼气体现了"出"和"升"的运动,吸气体现了"入"和"降"的运动;脾胃的消化功能表现为脾升清、胃降浊。气的运动协调平衡被称为"气机调畅",若气机不畅,则出现气滞、气逆等病理现象。

(二) 气的功能

1. **推动作用**　气对人体的生长、发育,各脏腑经络等组织器官的生理活动有激发促进作用。若气的推动作用减弱,可见生长发育迟缓或早衰,脏腑经络功能减退等。

2. **温煦作用**　气是人体热量的来源,气的温煦作用维持着人体正常的体温,脏腑经络等组织器官的生理活动,血和津液的运行等。若气的温煦作用减弱,可出现体温降低、四肢不温,以及血和津液运行迟缓等寒象。

3. **防御作用**　是指气具有护卫肌表,防御外邪入侵和祛邪外出的作用。若气的防御功能减退,抵抗能力下降,则机体易患疾病或患病后难愈。

4. **固摄作用**　气有统摄控制血、津液、精等液态物质,防止流失的作用。若气的固摄作用减退,可出现衄血、崩漏、自汗、尿失禁、泻痢不止等症。

5. **气化作用**　气化是指通过气的运动而产生的各种变化。气的运动促进了精、气、血、津液各自的新陈代谢和相互转化。如饮食物转化为水谷精微,津液经过代谢转化成汗液和尿液等。所以说气化运动是生命最本质的特征,若气化功能异常,可导致各种代谢异常的病变。

(三) 气的分类

1. **元气**　又名原气、真气,是人体生命活动的原动力,由肾中精气所化生,依赖于后天水谷之精的培育,其盛衰与肾、脾胃功能密切相关。主要生理功能是推动人体的生长发育,温煦激发脏腑经络等组织器官的生理活动。元气充沛,则生长发育良好,脏腑经络等组织器官的活动旺盛,机体健壮而少病。若元气衰少,则生长发育迟缓,脏腑功能低下。

2. 宗气　由肺吸入的自然界清气和脾胃运化生成的水谷精气结合而成,宗气的盛衰主要与肺、脾胃的功能密切相关。宗气聚集于胸中,主要生理功能是走息道而司呼吸;贯心脉而行气血,故声音、呼吸、心脉搏动的强弱等都与宗气的盛衰有关。若宗气不足,可见语声低微、脉软无力等。

3. 营气　来源于脾胃运化的水谷精气,由水谷精气中的精华部分化生,分布于血脉之中,是血液的重要组成部分。主要生理功能是化生血液和营养周身。

4. 卫气　由水谷精微的慓疾滑利部分组成,运行于经脉之外。主要生理功能是:护卫肌表,防御外邪入侵;温养脏腑、肌肉、皮毛;调节肌腠的开合、汗液的排泄,维持体温的恒定。营气和卫气都来源于水谷之精气,但营气营养于内为阴,卫气护卫于外为阳,营卫协调,才能发挥正常的生理功能。

三、血

血,即血液,是循行于脉中的富有营养的红色液体物质,是构成人体和维持人体生命活动的基本物质之一。

1. 血的生成　血主要由营气和津液组成。二者都来源于脾胃运化的水谷精微,所以说水谷精微是生成血液的最基本物质,肾藏精,精能生髓,精髓能生血,精髓也是化生血液的基本物质。所以说血是以水谷精微、精髓为主要物质基础,以营气和津液为构成成分。血的生成主要与脾胃、心肺肝肾等脏有关。

2. 血的功能　血有营养和滋润全身的生理功能。血的濡养功能,可以从面色、肌肉、皮肤、毛发等方面反映出来,如面色红润、肌肉丰满壮实等;若血的濡养功能减弱,可出现头昏目眩、面色不华、毛发干枯、肢端麻木等症。血是神志活动的主要物质基础,血旺盛则精神充沛,思维敏捷。若血虚则可见失眠、健忘、多梦等。

3. 血的循行　血在脉管中正常循行主要依赖于气的推动和固摄作用。气的推动作用是血液循环的动力,依赖于心主血、肺主气和肝主疏泄的功能;固摄作用是保证血液不外溢的因素,主要依赖于脾统血和肝藏血的功能。这两种作用的协调平衡,维持着血液的正常循行。

四、津液

津液是人体一切正常水液的总称。清稀的为津,分布于皮肤、肌肉和孔窍等部位;稠浊的为液,灌注于骨节、脑、髓、脏腑等组织器官。

1. 津液的生成、输布和排泄　津液通过脾、胃、小肠和大肠吸收饮食物所化生,津液的输布和排泄主要依赖脾的运化水液,肺的宣降、通调水道,肾的气化,肝的调畅气机,三焦的疏通水道等多脏腑协调完成,代谢产物最终以汗、尿、便等形式排出体外。若肺、脾、肾等脏腑功能失调,影响了津液的生成、输布和排泄,可出现津液生成不足或津液代谢障碍的病变。

2. 津液的功能　津液有滋润濡养、化生血液的功能。津液含有丰富的营养物质,经输布内至脏腑筋骨,外达皮肤毫毛,起营养滋润作用;津液渗入血脉之中化生血液,有濡养滑利血脉的作用;津液在其自身的代谢过程中,能将代谢产物以尿、汗等形式排出体外。

工作情景与任务

导入情景:

成先生,30岁,到内科就诊。自诉3年前出现浮肿,头昏乏力,腰腿酸软,病情时轻时重,曾2次住院治疗,当时诊断为"慢性肾炎"。上月中旬因劳累后又发生浮肿,服药无好转,现全身浮肿,下半身尤甚,尿少,身倦无力,畏冷,腰膝酸软,纳食减少,大便溏薄,每日两三次。查体:面白唇淡、四肢不温、双足按之凹陷不起。尿检:蛋白质(+++),舌质淡稍胖,舌苔薄白,脉沉细。

工作任务:

1. 请判断病人主要病变的脏腑。
2. 请运用藏象学说和津液代谢的理论解释病人此次水肿发生的原因。

五、精气血津液的相互关系

(一) 精和气的关系

精和气都是构成和维持人体生命活动的基本物质。精主要是指肾中之精,精依赖于气的化生,气化为精,而精的生理活动依赖于气的推动和激发。

(二) 气和血的关系

气和血的关系可概括为:气为血之帅,血为气之母。

1. **气为血之帅** 一是气能生血,指气是血液生成的动力,故气旺则血充,气虚则血少。二是气能行血,指气是推动血液循行的动力,故气行则血行,气滞则血瘀。三是气能摄血,指气对血的统摄作用,若气不摄血,则可见多种出血症状。

2. **血为气之母** 一方面血能化气,为气的生成和功能提供营养。另一方面血能载气,气依赖于血的运载而达全身。故血盛则气旺,血衰则气少,若失血过多则"气随血脱"。

(三) 气与津液的关系

气与津液的关系,表现为气能生津、气能行津、气能摄津、津能载气四个方面。

1. **气能生津** 是指气是津液生成的物质基础和动力。

2. **气能行津** 是指津液的输布、排泄依赖于气的升降出入和气化作用,气行则水行,气虚或气滞则水停。

3. **气能摄津** 是指气对津液的固摄作用,若气虚可见自汗、遗尿等症;津能载气,气依附于津液而存在。

(四) 血和津液的关系

血和津液都来源于脾胃所化生的水谷精微,血行脉中,渗于脉外可化生为津液;津液不断渗于脉中,成为血液的组成部分,故有"津血同源"之称。如失血过多,则出现口渴、尿少、皮肤干燥等津液不足的证候。

(马秋平 黄萍)

第五节 经　络

一、经络概述

（一）经络的概念

经络是运行气血,联络脏腑肢节,沟通上下内外,感应传导信息的通道。经是经脉,犹如途径,是经络系统的主干,大多循行于深部,并有一定的路径;络是络脉,犹如网络,是经脉的分支,多循行于较浅的部位,纵横交错,遍布全身。

经络是人体气血运行的通路,它"内属于脏腑,外络于肢节",遍布全身,使脏腑及各组织器官联结成一个有机整体。

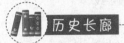 历史长廊

经络学说的起源

经络学说是古人长期医疗实践的总结。古人在对以砭刺、导引、推拿、气功等方法进行保健或治疗时所出现的经络现象的观察过程中,对病理情况下所出现的经络病症的观察过程中,以及在对针刺主治作用的观察归纳过程中,积累了丰富的经验,并根据当时的解剖知识,加之古代哲学的渗透影响,逐渐上升为理论,从而形成了经络学说。

（二）经络系统的组成

人体的经络由经脉、络脉及其连属部分组成(图2-7)。

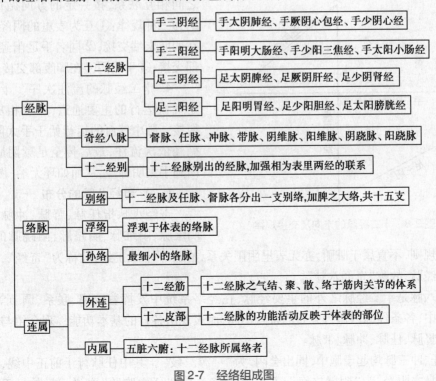

图2-7　经络组成图

二、经络的分布

（一）十二经脉的分布

1. 十二经脉的分布规律　十二经脉对称地分布于人体的两侧,分别循行于上肢或下肢的内、外侧,分属于一脏或一腑,其名称根据经脉所属脏腑和循行部位而定,行于上肢的为手经,行于下肢的为足经;行于肢体内侧的为阴经,行于外侧的为阳经;阴经属脏,阳经属腑,通过各自的经别和别络相互沟通,互为表里(表2-5)。

表2-5　十二经脉分布规律表

阴经（属脏）	阳经（属腑）	循行部位
手太阴肺经	手阳明大肠经	上肢前线
手厥阴心包经	手少阳三焦经	上肢中线
手少阴心经	手太阳小肠经	上肢后线
足太阴脾经	足阳明胃经	下肢前线
足厥阴肝经	足少阳胆经	下肢中线
足少阴肾经	足太阳膀胱经	下肢后线

2. 十二经脉的走向　十二经脉的走向遵循一定规律,即:手三阴经从胸走手,交手三阳经;手三阳经从手走头,交足三阳经;足三阳经从头走足,交足三阴经;足三阴经从足走腹,交手三阴经(图2-8)。

3. 十二经脉的交接规律　十二经脉之间相互联系,按一定的方向循行,可归纳为三种规律:①互为表里的阴经与阳经在四肢末端交接;②同名手足阳经在头面部交接;③手足阴经在胸腹部交接。

4. 十二经脉的流注次序　十二经脉是气血运行的主要通道,首尾相贯、依次衔接。脉中气血的运行始于手太阴肺经,循经依次流注,最后传至足厥阴肝经,复回到手太阴肺经,从而如环无端(图2-9)。

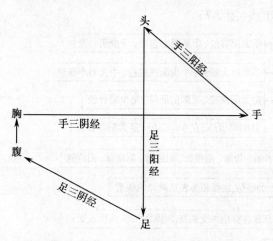

图2-8　十二经脉的走向及交接规律

（二）奇经八脉的分布

奇经八脉指任脉、督脉、冲脉、带脉、阴维脉、阳维脉、阴跷脉、阳跷脉的总称,其分布不规则,不直属于脏腑,亦无表里阴阳关系,有异于十二正经,故称为"奇经",又因其共有八条经脉,故称"奇经八脉"。

奇经八脉是十二经脉之外的重要经脉,在经络系统中发挥着统率、联系、调节等作用。奇经八脉中,各条经脉因循行分布的特点不同,而表现出各自的基本功能。现介绍与临床关系密切的督脉、任脉、冲脉、带脉。

督、任、冲三脉均起于胞中,同出会阴,为"一源三歧"。其中任脉行于前正中线,在生理上总任一身之阴经,为"阴脉之海";并与妊娠有关,有"任主胞胎"之说。督脉行于后正中

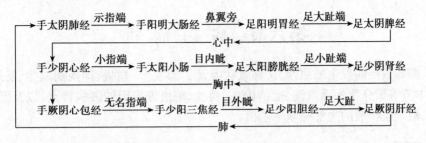

图2-9 十二经脉流注次序

线,在生理上总督一身之阳,调节阳经气血,为"阳脉之海";并与脑、髓和肾的功能密切联系。冲脉并足少阴肾经夹脐而上,环绕口唇,十二经脉均来汇聚,能调节十二经气血,为"十二经脉之海";与女子月经及孕育功能有关,又为"血海"。带脉环绕腰带,并主司妇女带下。

三、经络的作用

(一)经络的生理功能

经络的功能活动,称之为"经气"。其生理功能主要体现在四个方面:

1. 沟通表里上下,联系脏腑器官。

2. 通行气血,濡养脏腑组织。

3. 感应传导作用。

4. 调节机体平衡。

(二)经络学说的应用

1. 说明病理变化 在正常生理状态下,经络具有运行气血和感应传导的作用,而在发生病变时,经络就成为传递病邪和反映病变的途径。如心火下移小肠,致小肠实热证,出现小便赤涩灼痛;而小肠有热亦可上熏于心,出现心烦、口舌生疮的心火上炎证。

2. 指导疾病的诊断 由于经络有一定的循行部位和络属脏腑,根据疾病症状出现的部位,可以协助诊断病证所属的经络或脏腑。如两胁疼痛,多为肝胆疾病;又如前额头痛多与阳明经有关,两侧头痛多与少阳经有关,头枕部痛多与太阳经有关,巅顶头痛多与厥阴经有关。

3. 指导疾病的治疗

(1)针灸疗法和按摩疗法:在临床上常运用针灸或按摩,调整经络气血,达到治疗的目的。如根据"四总穴歌"所说:"肚腹三里留,腰背委中求,头项寻列缺,面口合谷收。"临床上针灸或按摩足三里穴调节胃肠的功能,委中穴治疗腰背部的疼痛,列缺穴治疗头项的病痛,合谷穴治面瘫、牙痛等均收到了良好的疗效。

(2)药物治疗:临床上常根据药物的归经,选用相应的药物作为引经药,通过经络的传导输送,使药性直达病所,发挥其治疗作用。如头痛,属太阳经选用羌活,属阳明经选用白芷,属少阳经选用柴胡等。再如冬病夏治的穴位贴药疗法,夏季在天突、膻中、定喘、肺俞等穴进行中药贴敷,治疗冬季常发的咳喘类疾病,亦有很好的疗效。

(3)养生保健:通过刺激某些穴位达到养生保健的目的,如常灸足三里穴可强壮身体,延年益寿;常按睛明、翳风穴耳聪目明等。

(4)其他疗法:临床上应用的针刺麻醉、耳针、电针、水针、穴位埋线等治疗方法,也是在经络理论指导下创立和发展起来的。

(王会宁)

第六节 病 因 病 机

病因,即导致疾病发生的原因,又称致病因素、"邪气"。病机,即疾病发生、发展与变化的机制。本节着重介绍外感六淫、七情内伤、痰饮、瘀血等病因的致病特点,以及邪正盛衰、阴阳失调、精气血津液的失常等基本病机。

一、病因

(一)六淫

六淫,即风、寒、暑、湿、燥、火六种外感邪气,又称"六邪"。

六气,即风、寒、暑、湿、燥、火,本是自然界六种不同的气候变化。当气候异常或人体正气不足时,"六气"转化为"六淫"而成为致病因素。

知识窗

内 生 五 邪

临床上还有由于脏腑功能失调所产生的病理变化,其证候类似于风、寒、湿、燥、火,为区别于六淫,分别称为内风、内寒、内湿、内燥、内火,统称为"内生五邪"。

1. 风邪　风为春季主气。风邪发病,四季常见,以春季居多,是外感病的主要病因。风邪的性质和致病特点:

(1) 风为阳邪,其性开泄,易袭阳位:风邪善动不居,易使腠理疏泄而开张,属阳邪,易侵犯人体头面、阳经、肌表,多见头痛、汗出、恶风等症。

(2) 风性善行而数变:"善行"指风邪致病具有病位游移、行无定处的特点,如游走性关节疼痛;"数变"指风邪致病发病迅速、变幻无常,如风疹,发病急,皮疹发无定处,时隐时现,此起彼伏。

(3) 风性主动:风邪致病动摇不定,多见眩晕、震颤、四肢抽搐等症状。

(4) 风为百病之长:风居六淫之首,风邪致病常兼他邪合而致病,为外邪致病的先导。如外感风寒、风湿、风燥、风热等。

2. 寒邪　寒为冬季的主气。寒邪发病多在冬季,其他季节亦可发生。寒邪伤于肌表者,阻遏卫阳,称为"伤寒";寒邪直中脏腑者,伤及脏腑阳气,称为"中寒"。寒邪的性质和致病特点:

(1) 寒为阴邪,易伤阳气:寒邪致病最易损伤阳气。若外寒袭表,卫阳被遏则恶寒;若寒邪直中脾胃,脾阳受损则脘腹冷痛、呕吐、腹泻等。

(2) 寒性凝滞,主痛:寒邪侵入,可使经脉气血津液凝滞不通,"不通则痛",故疼痛是寒邪致病的主要症状,如头身肢节疼痛,或关节剧烈冷痛,或脘腹冷痛。

(3) 寒性收引:寒邪侵袭机体,可使气机收敛,腠理、经络、筋脉收缩而挛急,可见恶寒、无汗、脉浮紧,或肢体拘挛疼痛、屈伸不利,或麻木不仁等。

3. 暑　暑为夏季的主气,具有明显的季节性。暑邪的性质和致病特点:

(1) 暑为阳邪,其性炎热:暑邪伤人可见高热、烦渴、汗多、脉洪大等一系列阳热症状。

(2) 暑性升散,伤津耗气:暑为阳邪,易升散,故暑邪致病易致汗孔开泄而多汗,耗伤津

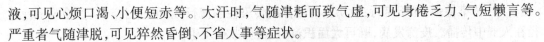

液,可见心烦口渴、小便短赤等。大汗时,气随津耗而致气虚,可见身倦乏力、气短懒言等。严重者气随津脱,可见猝然昏倒、不省人事等症状。

（3）暑多夹湿：暑季人们多贪凉饮冷,加之雨季地湿蒸腾,故暑邪伤人,常兼夹湿邪,可见四肢困倦、胸闷呕恶、不思饮食、便溏不爽等症。

4. 湿 湿为长夏的主气。长夏正当夏秋之交,湿气最盛,故长夏多湿病。此外,地处潮湿,或从事水中作业均可致湿邪为病。湿邪的性质和致病特点：

（1）湿性重浊：重即沉重、重浊之意,浊即秽浊不清。故湿邪致病的特点是头重如裹、周身困重、关节疼痛重着、排泄物秽浊不清等。

（2）湿性黏滞：黏滞即黏腻停滞之意,指湿病症状的黏滞性和病程的缠绵难愈性。

（3）湿为阴邪,易阻遏气机,损伤阳气：湿性类水,故为阴邪。湿邪侵犯人体,留滞于脏腑经络,最易阻碍气机,使气机升降失常,出现胸闷脘痞、恶心呕吐、二便不爽等。由于湿为阴邪,阴胜则阳病,故湿邪致病易损伤人体阳气,且最易困阻脾阳,出现腹泻、尿少,甚则水肿、腹水等。

（4）湿性趋下：湿邪类水而趋下,致病易伤及人体下部,如湿邪为病的水肿,多以下肢为重;湿邪下注,可见淋浊、带下、泻痢等病。

5. 燥 燥为秋季主气。初秋夏末暑热之气尚未消散,多感温燥;深秋冬天寒气渐起,多感凉燥。燥邪的性质和致病特点：

（1）燥性干涩,易伤津液：外感燥邪最易伤人体的津液,可见口鼻干燥、咽干渴饮、皮肤干涩,甚至皲裂、毛发不荣、小便短少、大便干结等。

（2）燥易伤肺：肺为娇脏,喜润恶燥,燥伤肺津,表现干咳少痰,或痰黏难咯,甚则痰中带血。

6. 火 火为阳盛之气,包括温、热之邪,三者性质相同,程度有异。温为热之渐,火为热之极。火热旺于夏季,但不同于暑邪有明显的季节性,且不受季节气候的限制,四季均可发生。火邪的性质和致病特点：

（1）火为阳邪,其性炎上：火热之性,燔灼升腾,故为阳邪,其伤人易出现高热、烦渴、汗出、脉洪数等阳胜则热之证。火性炎上,故火热病证多发生于头面部,如口舌生疮、目赤肿痛。

（2）火热易扰心神：火热与心相通应,故火热之邪入营血、扰心神,可见心烦失眠、狂躁妄动、神昏谵语等症。

（3）火易伤津耗气：火热之邪消灼津液,病证除热象外,常见口渴喜冷饮、咽干舌燥、小便短赤、大便秘结等。火邪损伤人体的正气,表现为全身性的功能减退,即所谓"壮火食气"。

（4）火易生风动血：火邪热极,最易生风,常见高热、神昏谵语、四肢抽搐、颈项强直等症状。火邪灼伤脉络,可致各种出血,如吐血、衄血、皮肤发斑,以及妇女月经过多、崩漏等。

（5）火易致肿疡：火邪聚于局部腐蚀血肉,发为痈肿疮疡,症见疮疡局部红肿热痛。

（二）疫疠

疫疠是一种具有强烈的传染性和流行性的外感致病因素,又有"瘟疫""疫毒""疠气""戾气""毒气""异气""乖戾之气"等名称。

1. 疫疠的性质和致病特点

（1）发病急骤,病情严重：疫疠多属热毒之邪,其性疾速,且常夹湿毒、秽浊之气。故疫疠之邪虽同六淫属外感之邪,但其发病更显急骤、来势凶猛、变化多端、病情险恶。

（2）传染性强,易于流行:疫疠具有强烈的传染性和流行性,可通过空气、食物等多种途径在人群中传播。疫疠发病,既可大面积流行,也可散在发生。

（3）一气一病,症状相似:疫疠侵犯人体,发为何病,具有一定的特异性,且临床表现基本相似。

2. 疫疠的发生与流行条件

（1）气候反常:自然气候的反常变化,如久旱、酷热、洪涝、湿雾瘴气等,均可滋生疠气而导致发病。

（2）环境污染:空气、水源、食物等受到污染。

（3）预防措施不当:预防隔离工作不力,预防措施不当。

（4）社会因素:社会动荡不安,工作环境恶劣,生活极度贫困,也是疫疠发生和流行的因素之一。只有国家安定,做好卫生防疫工作,采取积极有效的预防和治疗措施,才能防止疫疠的发生和流行。

（三）七情

1. 七情的基本概念　七情,即喜、怒、忧、思、悲、恐、惊七种情志变化,是人体对外界客观事物的不同情绪反映。在正常情况下,一般不会导致机体发病。只有强烈持久的精神刺激,超越了人体生理调节范围,致使气机紊乱,脏腑功能失调,或是人体正气不足,脏腑精气虚衰,调节情志刺激的适应能力低下失调,就会导致疾病的发生。七情致病,是造成内伤病的主要致病因素之一,故又称为"内伤七情"。

2. 七情致病的特点

（1）直接伤及内脏:因五脏与情志有密切关系,故情志刺激直接损伤相应的脏腑而发病,即喜伤心、怒伤肝、思伤脾、悲伤肺和惊恐伤肾。在临床上最常见的以影响心、肝、脾三脏为多见。

（2）影响脏腑气机:七情对内脏的直接损伤,主要是通过影响脏腑气机,导致气机升降失常、气血紊乱而发病。但情志变化不同,对气机的影响也不同,表现为喜则气缓、怒则气上、悲则气消、恐则气下、惊则气乱、思则气结和忧则气郁。

（3）影响病情:七情不仅可引起多种疾病的发生,而且可以影响病情的好转或恶化。如高血压病人,遇事恼怒,肝阳暴张,血压可以迅速升高,发生眩晕,甚至突然昏厥,或昏仆不语,半身不遂,口眼㖞斜。故在疾病的防治中,应充分重视人的情志因素。

（四）饮食、劳逸

饮食劳逸是人体生存和维持健康的基本条件。平素饮食应有一定节制,劳逸需要合理安排,否则会影响人体的生理功能,甚至产生疾病。

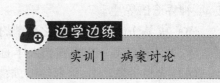
边学边练

实训1　病案讨论

1. 饮食　饮食物主要是依赖脾的运化水谷和胃的受纳腐熟水谷的作用,故饮食失宜主要损伤脾胃,称为"饮食内伤"。

（1）饮食不节:即过饥过饱,或饥饱无常。过饥则摄食不足,气血生化乏源,变生各种疾病;过饱,或暴饮暴食则脾胃难以消化转输而致病;饥饱无常,也易致脾胃损伤,尤以大病初愈阶段或小儿时期多见。

（2）饮食不洁:即进食不洁净的食物而导致胃肠道疾病和肠道寄生虫病的发生。如进食腐败变质的食物,或进食被寄生虫污染的食物,或进食被疫毒污染的食物,或进食、误食有毒食物。

（3）饮食偏嗜：即饮食偏寒偏热，或饮食五味有所偏嗜或嗜酒成癖等，久之可导致人体阴阳失调或导致某些营养物质缺乏而引起疾病的发生。

2. 劳逸　即劳倦和安逸，劳逸要适度，过劳或过逸都会导致疾病的发生。

（1）过劳：即过度劳累，包括劳力过度、劳神过度和房劳过度三个方面。劳力过度可伤气，久之则气少力衰，神疲消瘦；劳神过度可耗伤心血，损伤脾气，出现心悸、健忘、失眠、多梦，或纳呆、腹胀、便溏等；房劳过度则耗伤肾精，出现腰膝酸软、眩晕耳鸣、精神萎靡、性功能减退等。

（2）过逸：即过度安逸，包括体力过逸或脑力过逸。过逸可使人体气血运行不畅，脾胃功能减弱，可见精神不振、食少乏力、肢体软弱；或形体肥胖，动则心悸、气喘、汗出等；或继发其他疾病。

（五）痰饮、瘀血

痰饮、瘀血均是疾病过程中形成的病理产物，其形成之后反作用于人体，成为致病因素。

1. 痰饮

（1）痰饮的含义：痰和饮都是人体水液代谢障碍所形成的病理产物。一般较稠厚的为痰，清稀的为饮。痰分为有形之痰和无形之痰。有形之痰，视之可见，闻之有声的实质性的痰液，如咳出之痰。无形之痰，只见其征象，不见其性质的痰病，如眩晕、癫狂。饮则因其所停留部位不同而分为"痰饮""悬饮""溢饮""支饮"。

 知识窗

饮 的 分 类

饮因留积于肠胃、胸胁和肌肤等不同部位而有不同命名。留积于胸胁者为悬饮，可见胸胁胀满，咳唾引痛；留积于胸膈者为支饮，可见胸闷，咳喘，不能平卧；留积于肌肤者为溢饮，可见肌肤水肿、无汗、身体困重；留积于肠间者为痰饮，可见腹满食少，肠鸣沥沥有声。

（2）痰饮的形成：痰饮的形成，多因外感六淫，七情内伤，或饮食劳逸等因素使肺、脾、肾及三焦等脏腑气化功能失调，水液代谢障碍，致水湿停聚而成。

（3）痰饮的病证特点：痰饮形成后，由于停聚部位的不同，引起的病证和临床表现亦不同。痰饮致病广泛，变化多端，且易影响水液代谢，阻滞气血运行，蒙蔽心神，其病证特点可概括为咳、喘、悸、眩、呕、满、肿、痛八大症状，同时结合舌苔厚腻、脉弦滑等进行综合辨证。

2. 瘀血

（1）瘀血的含义：凡是血液运行不畅，或局部血液停滞，以及溢于脉外，未能及时消散的"离经之血"，均称为瘀血。

（2）瘀血的形成：主要有两个方面：一是因气虚、气滞、血寒、血热等原因，使血液运行不畅，阻滞于脏腑经络而成；二是由于外伤出血，或气虚失血，或血热妄行等内外伤原因造成血离经脉，停积于体内，不能及时消散或排出体外而成。

（3）瘀血的致病特点：瘀血致病，易于阻滞气机，影响血脉运行和新血生成，病位固定，病证繁多。

（4）瘀血的病证特点

疼痛：多为刺痛，痛处固定不移，拒按，且多有昼轻夜重的特点。

肿块:为固定不移的肿块,在体表多为局部青紫肿胀,在体内多为癥积,按之质硬,坚固不移。

出血:瘀血性出血,血色多呈紫黯,或兼夹血块,如咯血、呕血、崩漏等。

发绀:瘀血日久,多见唇甲青紫,甚则皮肤发绀,舌紫黯,有瘀斑或瘀点。

其他:面色黧黑,肌肤甲错,脉涩或结代。

二、病机

病机是指疾病发生、发展与变化的机制。邪正盛衰、阴阳失调和精气血津液的病理变化等是常见的基本病机,是机体对致病因素所产生的最基本的病理反应。

1. 邪正盛衰　是指在疾病过程中,机体的抗病能力与致病邪气之间相互斗争所发生的盛衰变化。邪气侵犯人体后,正邪相争,一方面是邪气损伤机体的正气;另一方面是正气对邪气的抗御、祛除作用,以及正气的康复能力。邪正斗争及其盛衰变化的过程即是疾病过程。

2. 阴阳失调　即阴阳之间失去平衡协调。是指在疾病发生发展过程中由于各种致病因素的影响,导致机体阴阳失去相对平衡协调而出现的阴阳偏盛、偏衰、互损、格拒、亡失等一系列的病理变化。阴阳失调作为疾病的基本病机之一,是脏腑、经络、营卫等相互关系失调及气机升降出入失常的概括。

3. 精气血的失常　精气血失常,包括精、气和血的不足及其各自生理功能的异常,精、气、血互根互用关系失常等病理变化。精、气、血,是构成人体的基本物质,也是人体各种生理活动的物质基础。如果人体精气血失常,必然会影响机体的各种生理功能而发病。

4. 津液代谢失常　津液代谢是一个复杂的生理过程,主要与肺、脾、肾、三焦等的生理功能有关,其核心是气对津液的作用。如果肺、脾、肾等有关脏腑生理功能失常,气的升降出入运动失去平衡,气化功能失常即可导致津液代谢失常,主要包括津液不足及津液在体内滞留的病理变化。

(王会宁)

 自测题

1. 中医学中,广义的"精"是指
   A. 血　　　　　　　　B. 津液　　　　　　　　C. 一切精微物质
   D. 生殖之精　　　　　E. 脏腑
2. 中医的五脏是指心、肝、脾、肺和
   A. 胆　　　B. 三焦　　　C. 小肠　　　D. 胃　　　E. 肾
3. 脾最主要的生理功能是
   A. 运化水谷　　　　　B. 生成津液　　　　　C. 生成气血
   D. 宣发肃降　　　　　E. 外举清气
4. 五脏六腑之间的关系实际上为
   A. 虚实关系　　　　　B. 相生关系　　　　　C. 相克关系
   D. 阴阳表里关系　　　E. 连带关系
5. 心开窍于
   A. 目　　　B. 耳　　　C. 口　　　D. 鼻　　　E. 舌

6. 以下选项**不属于**津液范畴的是
  A. 胃液 B. 泪液 C. 痰液 D. 涕液 E. 唾液

7. 人的生命活动原动力是
  A. 卫气 B. 心气 C. 宗气 D. 元气 E. 营气

8. 人体后天之本、气血生化之源是指
  A. 肾 B. 脾 C. 肝 D. 心 E. 肺

9. 与精神意识、思维活动关系最密切的是
  A. 肺主气   B. 心主神明   C. 肾主藏精
  D. 脾主运化   E. 肝主疏泄

10. 按五行配属关系,属于水的脏是
  A. 肝 B. 心 C. 脾 D. 肺 E. 肾

11. 肝与肾的关系主要体现在
  A. 骨与筋 B. 水与血 C. 精与血 D. 目与耳 E. 气与血

12. 奇恒之腑是指
  A. 骨、脉、胆、膀胱、三焦、胃   B. 三焦、胃、大肠、小肠、心包、膀胱
  C. 胆、胃、膀胱、三焦、脑、髓   D. 女子胞、胆、脉、髓、脑、心包
  E. 胆、脉、女子胞、骨、髓、脑

13. 宗气积于
  A. 息道 B. 喉咙 C. 胸中 D. 气街 E. 脐下

14. 具有推动呼吸和血行功能的气是
  A. 心气 B. 肺气 C. 宗气 D. 营气 E. 卫气

15. 下列选项中,其功能减弱可表现为易于感冒的是
  A. 元气 B. 宗气 C. 营气 D. 卫气 E. 中气

16. 能使血液**不逸**出脉外是气的
  A. 推动与温煦   B. 防御与固摄   C. 推动与固摄
  D. 气化与推动   E. 气化与温煦

17. 属于阴的属性有
  A. 发散 B. 明亮 C. 温煦 D. 向上 E. 晦暗

18. 血的生成与下列脏腑关系最密切的是
  A. 肝 B. 心 C. 脾 D. 肺 E. 肾

19. 后天之精气是指
  A. 谷气   B. 水谷精微
  C. 自然界清气与水谷精气   D. 水谷精气
  E. 谷气与天气

20. 膀胱的贮尿和排尿功能主要依赖于
  A. 脾的运化功能   B. 肝的疏泄功能   C. 肺的肃降功能
  D. 肾的气化功能   E. 小肠的主液功能

21. 以下说法最准确地反映"六淫"概念的是
  A. 六气   B. 风、寒、暑、湿、燥、火   C. 六元
  D. 六种不正常的气候 E. 不正常之六气

22. 具有"善行数变"特点的邪气是
    A. 风　　　　B. 寒　　　　C. 湿　　　　D. 燥　　　　E. 火

23. 在正气不足的情况下,疾病发生的重要条件是
    A. 邪气亢盛　　　　　　B. 节气更迭　　　　　　C. 饮食不节
    D. 脏腑失调　　　　　　E. 起居不当

24. 疾病发生的根本原因在于
    A. 感受了外邪　　　　　B. 先天禀赋不足　　　　C. 正气虚衰
    D. 阴阳失调　　　　　　E. 生理功能衰减

25. 经络系统的组成是
    A. 十二经脉、奇经八脉、经筋、皮部　　　B. 经脉、络脉、经筋、皮部
    C. 经脉、别络、经筋、皮部　　　　　　　D. 经脉、经别、经筋、皮部
    E. 正经、奇经、经别、皮部

26. 手三阴经的走向为
    A. 胸走手　　　　　　　B. 手走头　　　　　　　C. 头走足
    D. 足走腹　　　　　　　E. 腹走头

27. 足三阳经的走向为
    A. 胸走手　　　　　　　B. 手走头　　　　　　　C. 头走足
    D. 足走腹　　　　　　　E. 手走腹

28. 手足三阳经交接于
    A. 手　　　　B. 足　　　　C. 头　　　　D. 腹　　　　E. 胸

29. 任脉又称
    A. 阳脉之海　　　　　　B. 阴脉之海　　　　　　C. 气海
    D. 血海　　　　　　　　E. 髓海

第三章 中医护理诊断程序

 学习目标

1. 具有关心、尊重病人,与病人换位思考的意识和能力。
2. 掌握八纲辨证的概念、八纲证候的特点及鉴别要点。
3. 熟悉望诊的原理、望神的意义,病色及主病,脏腑辨证的要领。
4. 了解闻诊的内容,切诊的要领和正常脉象的表现、异常脉象及主病。
5. 能熟练通过问诊获得与疾病相关的资料。

 工作情景与任务

导入情景:

张女士,25 岁。平常性格内向,不善言谈,数月前与同事发生矛盾,从此闷闷不乐,伴随月经周期出现小腹疼痛,乳房胀痛。

工作任务:

请拟对张女士进行问诊的方案,并明确问题设立的目的。

中医护理诊断程序包括诊法和辨证两个方面。诊法是中医诊察疾病、收集病情资料的基本方法,也是护理人员进行病情观察的主要方法。诊法包括望、闻、问、切四种诊察疾病的方法,简称"四诊"。辨证是将四诊所收集的与疾病相关的资料进行分析、综合、归纳,对疾病的病因、病位、性质、病机、正邪盛衰等情况做出判断,并概括为某一证的过程,也是指导护理程序的关键。

第一节 诊 法

一、望诊

望诊包括全身望诊(望神、色、形、态)和局部望诊(望头面、五官、皮肤、躯体、四肢、二阴等),望排出物,舌诊,望小儿指纹。

(一)望神

神是精气的外在表现,精气是神的物质基础,通过望神可了解五脏精气的盛衰,判断病情的轻重与预后。望神包括神志、语言、目光、呼吸、面色、形体、动作反应、饮食等。

1. 得神 神志清楚,语言清晰,目光明亮,精彩内含,面色荣润光彩,肌肉不削,反应灵敏,动作灵活。临床意义:说明精气充足,正气未伤,病情轻浅,也可见于常人。

2. 失神 表情淡漠,神情呆滞,目无光彩,语言不清,面色晦暗,反应迟钝,或大肉已脱,亦称"无神"。临床意义:说明正气大伤,精气衰竭,病情深重,预后不良;或神志昏迷,语言错乱,循衣摸床,撮空理线,是邪陷心包,阴阳离决的危候。

3. 假神 表现为久病重病之人,突然言语不休,语声清亮,精神转佳,意识清楚,两颧如妆,欲进饮食,想见亲人,是垂危病人出现精神暂时"好转"的假象,是临终前的预兆,又称"残灯复明",或"回光返照"。临床意义:提示精气将竭。

(二)望色

望色的内容是观察皮肤色泽的变化,包括常色和病色两个方面,以面部色泽观察为主。皮肤色泽是脏腑精气外荣之象。

1. 常色 是指正常人的面部色泽。我国正常人的面色:红黄隐隐,明润含蓄。红黄隐隐是指皮肤黄里透红、红黄之间没有明确的界限;明润含蓄是指皮肤光明润泽、精彩内含而不显露。

2. 病色 是指人体在疾病状态时的异常面部色泽。

(1)青色:主寒证、痛证、气滞、瘀血、惊风。多为气血不通,经脉瘀阻所致。

(2)赤色:主热证。由热邪迫血充盛于面部脉络所致。满面通红者多为实热,颧部潮红者多为虚热,久病面部时泛红妆者多为戴阳证。

(3)黄色:主脾虚证、湿证。由脾虚失养、湿邪内盛所致。面色淡黄,枯槁无华者,称萎黄,多为脾虚失养所致;面色黄而虚浮者,称黄胖,多为脾虚湿盛所致。若面目肌肤俱黄,小便也黄者称为黄疸。

(4)白色:主虚证、寒证、失血证。多由气虚血少,或阳虚寒凝,气血不能上荣所致。如面白无华伴唇舌色淡,多为失血或血虚证;面色㿠白虚浮,为阳虚水泛;面色苍白,多为阳虚寒凝或阳气暴脱。

(5)黑色:主肾虚证、寒证、水饮证、瘀血证。多因肾阳虚衰,水饮不化,血失温养,经脉拘急,气血不畅所致。面黑而干,为肾阴虚;黑而黯淡,多为肾阳虚;黧黑而肌肤甲错者,为瘀血;眼眶周围发黑,多为肾虚水饮或寒湿带下。

(三)望形态

包括望形体和望姿态。

1. 望形体 主要观察病人形体的强、弱、胖、瘦等情况。若皮肤润泽,胸廓宽厚,肌肉充实,筋强力壮,骨骼坚实等,是强壮的征象;若皮肤枯槁,胸廓狭窄,肌肉瘦削,筋弱无力,骨骼脆弱等,是衰弱的征象。

2. 望姿态 主要观察病人的动静姿态与疾病有关的体位变化。若病人卧时面常向外,躁动不安,仰卧伸肢,掀去衣被,多属阳证、热证、实证;若病人卧时面常向里,喜静懒言,肢体蜷缩,喜加衣被,多属阴证、寒证、虚证。

(四)望头颅五官

1. 望头颅 主要观察头形、囟门、头发的变化。

(1)头形:小儿头形过大或过小,智力低下者,多属先天不足,肾精亏损。

(2)囟门:小儿囟门突起,多属实证。为温病火毒上攻,或脑髓有病,或颅内水液停聚所致。小儿哭泣时囟门暂时突起为正常。

（3）头发：若发黄干枯，稀疏易落，多属精血不足，常见于大病后和慢性虚损病人。突然片状脱发，显露光亮头皮者为斑秃，俗称"鬼剃头"，多由血虚受风所致。

2. 望五官 主要是观察头面器官形色的变化，以察知疾病的方法。

（1）目：目赤肿痛，多为实热证；白睛均匀发黄，多为黄疸病；目胞浮肿，多为水肿病；眼窝凹陷，多为伤津；眼睑淡白，多为气血不足；目睛上视、斜视、直视为肝风内动；瞳孔缩小，为虚火上扰或肝胆火炽，或有机磷农药中毒；瞳孔散大为精气将竭的危象。

（2）耳：耳轮瘦小而薄，为先天亏损，肾气不足；耳轮皮肤甲错，可见于血瘀日久之病人；小儿耳背有红络，耳根发凉，为麻疹先兆；耳内流脓，称"脓耳"，多为肝胆湿热熏蒸所致。

（3）鼻：鼻柱溃陷，多见于梅毒及麻风病；鼻翼扇动，多为肺热壅盛或哮喘；鼻塞流清涕，多为外感风寒；鼻塞流浊涕，多为外感风热；鼻塞流腥臭脓涕，为鼻渊，多属湿热熏蒸。

（4）口唇：正常人的口唇应是淡红圆润。唇色淡白，多主血虚证；唇色深红，主实热证；唇色青紫，主瘀血证；口唇糜烂，为脾胃积热上蒸；小儿口腔、舌上布满白斑，为鹅口疮。

（5）齿龈：齿龈红肿疼痛或出血，多为胃火上炎；牙齿松动稀疏，为肾虚或虚火上炎；牙床腐烂，牙齿脱落，为"牙疳"之危候；睡中磨牙，为食积或虫积。

（6）咽喉：咽部深红，肿痛明显，为实热证；咽部色红娇嫩，肿痛不显，多为肾阴虚，虚火上炎；咽部一侧或两侧喉核红肿疼痛，溃烂有黄白色脓点，此为乳蛾，多为肺胃热毒壅盛所致。

（五）望皮肤

望皮肤是通过观察皮肤色泽与形态，以诊察疾病的方法。

1. 形色变化 若皮肤虚浮肿胀，按有压痕，多为水湿泛滥；皮肤干瘪枯燥，多为津液耗伤，或精血亏损；皮肤粗糙如鳞，抚之碍手者，称为"肌肤甲错"，是血虚夹瘀所致；皮肤面目俱黄，多为黄疸。

2. 斑疹 斑色红或青紫，点大成片，平铺于皮肤，抚之不碍手，压之不褪色；疹色红，点小如粟，高出皮肤，抚之碍手，压之褪色。无论斑或疹，都以皮肤红润光泽，神志清醒为顺，以色黯或突然隐没，神志模糊为逆。

（六）望小儿指纹

望小儿指纹是观察小儿示指掌侧前缘浅表络脉色泽变化来诊察疾病的方法，适宜于3岁以下的小儿。小儿指纹分为三关，即示指桡侧近掌端第一节为风关，第二节为气关，第三节为命关（图3-1）。

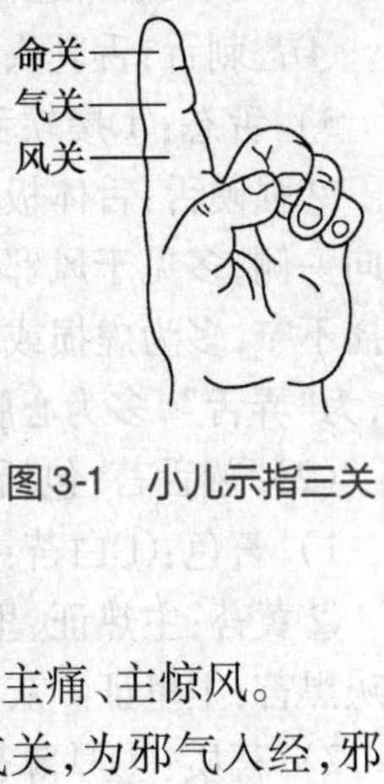

1. 望指纹的方法 自然光线下，医生用左手握住患儿示指末端，以右手大拇指用适中力量从命关向气关、风关直推数次，使指纹显露，便于观察。正常指纹：浅红微黄，隐现于风关之内，不明显浮露，不超出风关。

命关 —
气关 —
风关 —

2. 望指纹的临床意义

（1）浮沉分表里：络脉浮露者，多属表证；络脉沉隐者，多属里证。

图3-1 小儿示指三关

（2）淡滞定虚实：色浅淡不泽，多属虚证；色深黯滞，多属实证。

（3）红紫辨寒热：颜色紫红，主热证；鲜红，主表寒证；青紫，主风、主痛、主惊风。

（4）长短别轻重：络脉显于风关，为邪气入络，邪浅病轻；达于气关，为邪气入经，邪深病重;达于命关,为邪入脏腑,病情危重;若络脉直达指端,为"透关射甲",病属凶险,预后不良。

（七）望舌

望舌,又称舌诊,即观察病人舌质和舌苔的变化以诊察疾病的方法。通过望舌可以反映人体的正气盛衰,病位深浅,邪气性质,病情进退,可以判断疾病的转归和预后,可以指导治疗和施护。

1. 脏腑在舌面上的分布　舌尖候心肺的病变,舌中候脾胃的病变,舌根候肾的病变,舌两侧候肝胆的病变(图3-2)。

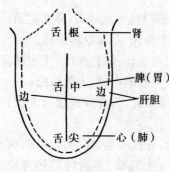

图3-2　舌面脏腑分属图

2. 望舌　分为望舌质和望舌苔两方面。舌质,又称舌体,是舌的脉络肌肉组织;舌苔,是舌体上附着的一层苔状物。望舌质包括望舌体的颜色和形态;望舌苔包括望苔色和苔质。

3. 望舌的注意事项　在充足、柔和的自然光线下观察,充分暴露舌体,先舌苔后舌质,观察顺序为舌尖、舌中、舌根、舌边。注意辨别染舌或其他假象。

4. 正常舌象　舌体柔软,活动自如,颜色淡红而鲜明,舌面上铺有颗粒均匀、干湿适中的薄白苔,可概括为"舌淡红,苔薄白"。

5. 病理舌象

（1）望舌质:主要观察舌质的色泽和形态变化。

1）舌色:①淡白舌:较正常舌浅淡,主虚证、寒证。淡白而润且舌体胖嫩,多为阳虚证;舌淡白而舌体瘦薄者,属气血两虚证。②红、绛舌:舌色较正常深,甚至呈鲜红色,为红舌,主热证;较红舌更深黯者,称为绛舌,主热甚。红绛舌成因有三方面:邪热亢盛,热入营血,阴虚火旺。③青、紫舌:全舌呈青色或紫色,主热证、寒证、瘀血证。舌绛紫而干,为热盛伤津、气血瘀滞;舌淡紫或青紫湿润者,多为寒凝血瘀;舌面见紫色斑点,为血瘀证。

2）舌形:①胖瘦舌:舌体比正常胖大,称为胖大舌,多为水湿停滞的表现,舌胖大而淡白,为气虚、阳虚;舌胖而红绛,为心脾热盛,外感湿热。舌体比正常瘦薄,为瘦薄舌,为气血津液亏虚所致。②老嫩舌:舌体坚敛苍老,纹理粗糙,舌色较黯者,为老舌,主实证;舌体浮胖娇嫩,纹理细腻,舌色浅淡,主虚证。③裂纹舌:舌面上有各种形状的裂纹、裂沟,主阴血不足。④芒刺舌:舌乳头增生、肥大、高起如刺,多属邪热内盛。

3）舌态:①痿软舌:舌体软弱无力,不能自如伸缩,多为伤阴或气血两虚,舌肌失于濡养。②强硬舌:舌体板硬强直,不能转动,多见热入心包或中风病证。③喎斜舌:伸舌时舌体偏向一侧,多见于风邪中络或风痰阻络的中风或中风先兆。④颤动舌:舌体不自主地颤动,动摇不宁,多为虚损或动风。⑤吐弄舌:舌伸长不能回缩者,为"吐舌";舌反复舔口唇上下左右,为"弄舌",多为心脾积热、动风先兆,或见于先天愚型病儿。病危而吐舌,多为心气已绝。

（2）望舌苔:包括观察苔质和苔色两方面的变化。

1）苔色:①白苔:主表证、寒证。苔薄白主表证;苔白厚腻,见于有痰饮、湿浊、食积内停。②黄苔:主热证、里证。黄色愈深,热势愈重。淡黄为热轻,深黄为热重,焦黄为热极。③灰黑苔:主里证。灰苔为寒湿或热甚,黑苔为寒极或热极。

2）苔质:①厚薄苔:主要反映邪气的深浅。透过舌苔能隐隐见到舌体,为薄苔,常见于正常人或表证。通过舌苔见不到舌体,为厚苔,见于里证。舌苔由薄变厚,提示邪气渐盛,为病进,苔由厚变薄,提示正胜邪退,病情好转。②润燥苔:主要反映津液盈亏。舌苔干湿适中,不滑不燥,为润苔,见于正常舌苔或病变而津液未伤;舌苔干燥,甚则干裂,为燥苔,见于热甚伤津,或阴液亏耗之证。③腻腐苔:主要反映体内湿浊的情况。苔质颗粒细腻致密,融合成片,揩之不去,刮之不脱,上面罩一层油腻状黏液,称为腻苔,主湿浊、痰饮、食积;苔质颗粒粗大疏松,如豆腐渣堆铺于舌面,揩之可去,称为腐苔,主食积胃肠,痰浊内蕴。④剥落苔:可反映胃气、胃阴的存亡。舌苔部分或全部剥落,剥落处舌面光滑无苔,主胃气匮乏、胃阴枯涸或气血两虚。

二、闻诊

闻诊包括听声音和嗅气味。

(一) 听声音

1. 声音 语声高亢洪亮有力,声音连续,烦躁多言,多为阳证、实证、热证;语声低微,细弱懒言,声音断续,沉默寡言,多为阴证、虚证、寒证。

2. 语言 神志不清,语无伦次,声高有力,为"谵语",多属热扰心神之实证。神志不清,语言重复,时断时续,声音低弱,为"郑声",多属心气大伤,精神散乱之虚证。自言自语,喃喃不休,见人语止,首尾不续,为"独语",多见于心神失养,或痰蔽心窍的癫证和郁证。语言错乱,语后自知,不能自主,为"错语",虚证多见于心脾两虚,心神失养之久病体虚或老年体衰者;实证多属痰浊、瘀血、气滞闭阻心窍。病人精神错乱,语无伦次,狂躁妄言,为"狂言",多属实证、热证。

3. 呼吸 气粗为实,气微为虚。气息急迫,呼吸困难,不能平卧为喘;呼吸急促,喉间痰鸣,为哮;呼吸微弱短促而声低,气少不足以息,为少气。

4. 咳嗽 咳声重浊,多为外感风寒或痰湿聚肺之实证;咳声低微,多为肺气虚损之虚证;咳声不扬,兼痰黄稠难咯,多为热甚伤津;干咳无痰或少痰,多属燥邪犯肺或肺阴虚证。

(二) 嗅气味

1. 口气 口气酸臭,为胃肠积滞;口出臭秽,为胃热;口气腐臭,为内有溃腐脓疡。

2. 二便 大便酸臭,为有热;大便溏泄而腥,为脾胃虚寒;泄泻臭如败卵,矢气酸臭,为宿食积滞;小便黄赤浑浊臊臭,为湿热下注;尿甜有苹果味,为消渴病。

三、问诊

问诊主要包括问一般情况、主诉、现病史、既往史、个人生活史、家族史等。

(一) 问寒热

问寒热是询问病人有无怕冷、发热的感觉,分为恶寒和畏寒。恶寒:病人有怕冷的感觉,虽加衣被或近火取暖而不能解,多为外感所致;畏寒:病人有怕冷的感觉,但覆盖衣被或近火取暖能够缓解,多为阳虚所致。

1. 恶寒发热 是指病人恶寒与发热同时出现,多为外感表证。恶寒重,发热轻,多属风寒表证;发热重,恶寒轻,多属风热表证。

2. 但寒不热 是指病人只感怕冷不觉发热的症状,多属于里寒证。里虚寒证:久病,畏

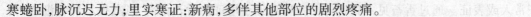

寒蜷卧,脉沉迟无力;里实寒证:新病,多伴其他部位的剧烈疼痛。

3. **但热不寒** 是指病人只感发热不觉怕冷的症状,多属于里热证。

（1）壮热:持续高热（体温39℃以上）,不恶寒,反恶热,为里实热证。

（2）潮热:发热如潮汐之有定时,日晡发热或热势更甚,为胃肠燥热内结所致;有热自骨内向外蒸发的感觉,为阴虚发热;身热不扬,午后热甚,为湿温潮热。

4. **寒热往来** 是指恶寒与发热交替发作,主半表半里证（少阳证）、疟疾。

（二）问汗

1. **表证有汗** 多见于风寒表虚证或风热表证。

2. **表证无汗** 多见于风寒表实证。

3. **里证汗出** 可见于里热实证、气虚不固或阴虚内热证。

4. **自汗** 日间汗出,动则尤甚,主气虚、阳虚证。

5. **盗汗** 入睡汗出,醒则汗止,主阴虚证。

（三）问疼痛

1. **部位**

（1）头痛:头痛与经脉的循行密切相关,头痛连项属太阳经,两侧头痛属少阳经,前额连眉棱骨痛属阳明经,巅顶痛属厥阴经。此外,头痛伴恶寒发热多为外感风寒,隐隐作痛多为虚证,剧烈头痛多为邪实。

（2）胸痛:多为心肺病证。胸闷痛而痞满者,多为痰饮;胸胀痛而走窜,嗳气后痛减者,多为气滞;胸痛伴潮热、盗汗者,属肺痨;胸痛而咳吐脓血腥臭痰者,为肺痈;胸前憋闷,痛如针刺刀绞,甚则面色晦暗,冷汗淋漓,为胸痹。

（3）脘腹痛:多为脾胃病证。痛而喜暖为寒,喜凉为热,拒按为实,喜按为虚证。

2. **性质** 痛且胀者多属气滞;痛如针刺,属瘀血作痛;痛有沉重感,多属湿盛;痛有冷感而喜暖,多为寒凝或阳虚所致;痛有灼热感且喜冷恶热,多属热证;痛如刀绞,多为有形实邪阻闭或寒邪凝滞。

（四）问饮食与口味

1. **食欲与食量** 食欲减退,多为脾胃虚弱,或湿盛困脾,或饮食停滞所致。消谷善饥,多见于消渴病。饥不欲食,多属胃阴不足,虚火内扰。

2. **口渴与饮水** 口不渴饮,多为津液未伤,可见于寒证、湿证;口渴欲饮水,提示津液损伤,多见于燥证、热证。口渴多饮,且喜冷饮,属实热证;饮水少,为痰湿或瘀血内阻;口渴引饮,伴小便量多,消瘦者,为消渴。

3. **口味** 口淡,多为脾胃气虚、寒证;口甜黏腻,多为脾胃湿热;口中泛酸,为消化不良或肝胃不和;口中酸馊,属伤食;口苦,主热证;口咸,主肾虚及寒水上泛。

（五）问二便

1. **大便** 排便困难,便次减少,甚至多日不便,多属热结肠道,或津液亏少,或阴血不足,或阳虚寒凝;若便次增多,便质稀薄,甚则如水样,多属大肠湿热,或食滞胃肠,或脾胃虚寒,或肾虚命门火衰;大便夹有脓血黏液,里急后重,多见于痢疾。

2. **小便** 小便排出不畅而涩痛,或伴急迫、灼热等,多见于湿热下注之淋证;小便失禁,或点滴不尽,为肾气不固,膀胱失约;尿量明显增多,多见于虚寒,或消渴病;尿量明显减少,可见于各种热证或水肿病。

（六）问睡眠

1. 失眠　指经常不易入睡，或醒后不能再睡，或睡而不酣易惊醒，甚至彻夜不眠，为阴血不足，心神失养，或邪气干扰，心神不宁所致。

2. 嗜睡　病人不论昼夜皆睡意很浓，经常不自主地入睡，多由痰湿内盛，或脾气虚弱，或心肾阳衰所致。

（七）问经带

1. 月经　正常月经周期约为 28 天左右，经期为 3～5 天，经量约为 50～100ml。

（1）月经紊乱：月经先期指月经周期提前 7 天以上，连续 2 个月经周期以上者，多由气虚、肾虚或血热所致；月经后期指月经周期推后 7 天以上，连续 2 个月经周期以上者，多由寒凝、血虚所致；月经先后无定期，多由气郁，或脾肾虚损，或瘀血阻滞所致。

（2）痛经：经期或行经前后，出现周期性小腹疼痛，多由气滞、血瘀、寒凝、阳虚、气血两虚所致。

（3）闭经：行经年龄未孕、且不在哺乳期，而停经超过 3 个月，多由气虚血亏、气滞血瘀、寒凝痰阻所致。

（4）崩漏：非经期阴道出血，势急量多者为"崩"；势缓量少者为"漏"，多因热伤冲任、瘀阻冲任或脾肾气虚所致。

2. 带下　生理性白带一般在月经前后或经间期有 1～2 天的时间里，阴道有少量无色、透明、无特殊异味、质黏的液体，起润滑作用。白带量、色、质、味的异常统称为带下病。带下色白量多，质稀，淋漓不绝，多因脾肾阳虚，寒湿下注所致；带下色黄，质黏而臭秽，多由湿热下注所致。

（八）问小儿

主要了解出生前后情况，预防接种、传染病史和传染病接触史。小儿常见致病特点有易感外邪、易伤饮食、易受惊吓等。

四、切诊

（一）脉诊

脉诊，亦称切脉，是医护人员用手指切按病人腕后桡动脉，据脉动应指的形象，以了解病情、辨别病证的诊察方法。

1. 脉诊部位　一般采用"寸口诊法"，即切按病人腕后桡动脉搏动处。寸口脉一般分为寸、关、尺三个部位，桡动脉正对桡骨茎突处为关，关前为寸，关后为尺（图 3-3）。

2. 脉诊方法　病人端坐或仰卧位，心情平和，掌心向上，与心脏同水平，医生左手取病人右脉，右手取病人左脉，先用中指按压关脉（中指定关），然后再将示指和无名指分别按在寸脉和尺脉上，三指微屈，呈弓形，指端平齐，指腹触摸脉体。一般采取"三部九候"法，即分别用举、寻、按取寸、关、尺三部，而得到的九种脉象。

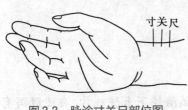

图3-3　脉诊寸关尺部位图

3. 正常脉象　为一息 4～5 至（相当于 70～80 次/分钟），不浮不沉，从容和缓，不大不小，流利有力，寸关尺均有脉，尺脉沉取不绝，节律均匀，即有胃、有神、有根。

4. 常见的病脉及主病（表 3-1）。

表3-1 常见病脉脉象及主病

特 征		脉 象	主 病
部位深浅	浮脉	轻取即得,重按稍弱	表证(有力为表实,无力为表虚)
	沉脉	轻取不应,重按始得	里证(有力为里实,无力为里虚)
速率快慢	迟脉	脉来迟缓(相当于60次/分钟以下)	寒证(有力为实寒证,无力为虚寒证)
	数脉	脉来急促(相当于90次/分钟以上)	热证(有力为实热,无力为虚热)
力量强弱	虚脉	三部脉举寻按皆无力,为无力脉的总称	虚证,多为气血两虚
	实脉	三部脉举寻按皆有力,为有力脉的总称	实证
脉道粗细	洪脉	脉来如波涛汹涌,来盛去衰	热盛
	细脉	脉细如线,应指明显	诸虚劳损、湿证
	濡脉	浮而细软	湿证、虚证
血流通滞	滑脉	往来流利,应指圆滑,如珠走盘	痰饮、实热、食滞。脉滑和缓者,见于孕脉
	涩脉	往来艰涩不畅,如轻刀刮竹	气滞、血瘀、精伤、血少
紧张度	弦脉	端直以长,如按琴弦	肝胆病、痰饮、诸痛
	紧脉	脉来绷急,应指紧张有力,状如牵绳转索	寒证、痛证
节律不齐	促脉	脉来急数而有不规则的间歇	阳盛实热、气血痰饮宿食等实邪阻滞、肿痛
	结脉	脉来缓慢而有不规则的间歇	阴盛气结、寒痰血瘀
	代脉	脉来缓慢而有规则的间歇	脏气衰微、风证、痛证、惊恐、跌仆损伤

(二)按诊

按诊是用触、摸、按、叩的方法,按肌肤、手足、胸腹,以测冷热、软硬、压痛、痞块等异常变化。如手足俱冷,为阳虚寒盛,手足心热,为阴虚内热;皮肤润泽,为津液未伤;皮肤干燥,为津液不足;腹痛喜按,为虚证,拒按者,为实证。

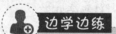

边学边练

实训2 四诊技能训练

(黄萍 马秋平)

第二节 辨 证

 工作情景与任务

导入情景:

吴先生,20岁。腹泻数日,未做正规治疗,今日在家属陪伴下来院就诊,自述腹泻有所减轻,但精神萎靡不振,语声低微,动则汗出,腹部按之柔软,脉细弱,舌淡苔薄白。

工作任务:

按照八纲各纲证候特点对吴先生正确进行证型辨识。

一、八纲辨证

八纲,即阴、阳、表、里、寒、热、虚、实八类证候。其中表、实、热属阳,里、虚、寒属阴,故八纲又以阴阳为总纲。

(一)表里辨证

1. 表证　是六淫邪气从皮毛、口鼻侵入机体所产生的证候,多见于外感病初起,以恶寒(或恶风)、发热、苔薄白、脉浮为主症,常伴头身疼痛、鼻塞、咳嗽、流涕等,有起病急、病程短、病位浅的特点。

2. 里证　是疾病深入于里(脏腑、气血、骨髓)的一类证候。多见于外感病的中、后期或内伤病。里证范围很广泛,临床表现多样。里证的成因,大致有三种情况:一是由外邪不解,内传入脏腑;二是外邪直犯脏腑;三是情志、饮食、劳倦等因素,伤及脏腑。

3. 表证与里证的鉴别(表3-2)。

表3-2　表证、里证鉴别

	病程	寒热	内脏证候	舌象	脉象
表证	短	恶寒发热并见	不明显,以头身疼痛、鼻塞或喷嚏等为常见	少有变化	浮脉
里证	长	但热不寒,但寒不热	症状明显,如咳喘、心悸之类表现	多有变化	沉脉

(二)寒热辨证

1. 寒证　是感受寒邪,或阳虚阴盛所产生的一类证候。多因外感寒邪,或过食生冷,或内伤久病,阳气不足,阴寒内盛所致。症见面色苍白,恶寒喜暖,手足厥冷,口淡不渴,小便清长,大便溏泄,舌淡,苔白润滑,脉沉迟或沉紧。

2. 热证　是感受热邪或阳盛阴虚所产生的一类证候。症见面红目赤,发热喜凉,手足烦热,烦躁不宁,口渴喜冷饮,小便短赤,大便秘结,舌红,苔黄燥,脉数。

3. 寒证与热证的鉴别(表3-3)。

表3-3　寒证、热证鉴别

	面色	四肢	寒热	口渴	肢体	大便	小便	舌象	脉象
寒证	苍白	不温	怕冷	不渴或热饮不多	蜷卧	稀溏	清长	舌淡苔白润	迟
热证	红赤	灼热	发热	口渴喜冷饮	烦躁不宁	秘结	短赤	舌红苔黄干	数

(三)虚实辨证

1. 虚证　是指人体正气虚弱、抵抗力低下、功能减退所致的一类病证。症见面色苍白,精神萎靡,形体消瘦,身倦乏力,心悸气短,失眠健忘,或五心烦热,自汗或盗汗,小便失禁,大便稀溏,舌淡少苔,脉虚无力。

2. 实证　是指邪气亢盛,正气未衰所产生的一系列以亢盛、有余为特征的病证。症见呼吸气粗,痰涎壅盛,脘腹胀满,疼痛拒按,神志昏迷,小便短赤,大便秘结,舌质苍老,苔厚腻,脉实有力。

3. 虚证与实证的鉴别(表3-4)。

表3-4　虚证、实证鉴别

	病程	体质	精神状态	声音气息	疼痛	胸腹	舌象	脉象
虚证	久病	虚弱	精神萎靡	声低息微	喜按	濡软	舌质淡嫩少苔	细弱
实证	新病	壮实	精神亢奋	声高气粗	拒按	痞硬胀满	舌质坚敛苔厚腻	实而有力

（四）阴阳辨证

1. 阴证　是阳气虚衰,阴寒内盛所表现出的证候。症见畏寒肢冷,面色苍白,精神萎靡,气短懒言,口淡不渴,大便稀溏,小便清长,舌淡苔白润,脉沉迟无力。

2. 阳证　是阳气亢奋,邪热炽盛所表现出的证候。症见身热面赤,精神烦躁,气粗声高,口渴喜冷饮,呼吸气粗,小便短赤,大便秘结,舌红绛,苔黄,脉滑数有力。

3. 阴证与阳证的鉴别(表3-5)。

表3-5　阴证与阳证的鉴别

证型	证候特点
阳证	兴奋、躁动、亢进、明亮、向上的、向外的、表证、热证、实证
阴证	抑制、沉静、衰退、晦暗、向内的、向下的、里证、寒证、虚证

二、脏腑辨证

脏腑辨证,是以脏腑生理、病理特点为基础,将四诊所收集病史资料,进行综合分析,从而判断疾病所在的脏腑、病因、病性的一种辨证方法,是整个辨证体系中的重要组成部分。

（一）心与小肠病的辨证

见表3-6。

表3-6　心与小肠病的辨证

证型	病机	症状特点
心气虚	心气不足	心悸怔忡,胸闷气短,活动后加重,面色淡白,舌淡苔白,脉虚
心阳虚	心阳虚衰,虚寒内生	心悸怔忡,心胸憋闷或痛,畏寒肢冷,气短乏力,自汗,面色㿠白,舌淡胖,苔白滑,脉微或沉迟无力或结代
心血虚	血脉亏虚,心失濡养	心悸,失眠,多梦,头晕,面色淡白或萎黄,唇、舌、甲色淡,脉细弱
心阴虚	心阴亏损,虚热内扰	心悸怔忡,失眠,多梦,五心烦热,午后潮热,盗汗,颧红,舌红少津,脉细数
心血瘀阻	心脉瘀阻,不通则痛	心悸怔忡,心胸憋闷疼痛,痛引肩背内臂,时发时止,舌质紫黯,脉涩或结或代
心火亢盛	心火内炽,循经上炎	心胸烦热,失眠,甚则狂躁谵语,面赤口渴,溲黄便干,舌尖红绛,或生口疮,糜烂疼痛,脉数有力
小肠热盛	心火炽盛,下移小肠	心烦失眠,渴喜冷饮,口舌生疮,小便赤涩,尿道灼痛,舌红苔黄,脉数

（二）肺与大肠病的辨证

见表3-7。

表3-7 肺与大肠病的辨证

证型	病机	症 状 特 点
肺气虚	肺气不足 宣降无力	咳喘无力,少气懒言,咳痰清稀,语声低怯,或自汗畏风,易感冒,神疲体倦,面淡白,舌淡苔白,脉虚弱
肺阴虚	肺阴不足 失于清肃	干咳无痰,或痰少而黏,或咳痰带血,口干咽燥,声音嘶哑,形体消瘦,潮热盗汗,颧红,舌红少苔,脉细数
风寒束肺	风寒袭肺 肺卫失宣	咳嗽,咳痰清稀,恶寒微发热,鼻塞,流清涕,无汗,头身痛,舌苔薄白,脉浮紧
燥邪犯肺	燥邪侵肺 肺津耗伤	干咳少痰,痰黏难咳,甚则胸痛,鼻口干燥,舌干苔薄而少津,脉浮细
痰热壅肺	痰热互结 壅闭于肺	咳喘痰多黄稠或脓血腥臭痰,高热,烦渴,鼻翼扇动,胸痛胸闷,舌红苔黄腻,脉滑数
大肠湿热	湿热壅肠 传导失司	腹痛,下利黏液脓血,里急后重,或暴注下泻,肛门灼热,小便短赤,舌红,苔黄腻,脉滑数

（三）脾与胃病的辨证

见表3-8。

表3-8 脾与胃病的辨证

证型	病机	症 状 特 点
脾气虚证	脾气不足 运化失职	腹胀纳少,食后尤甚,便溏肢倦,食少懒言,面色萎黄,舌淡苔白,脉缓弱
脾胃虚寒	脾阳不足 失于温运	食欲不振,脘腹隐痛,喜暖喜按,大便稀溏,形寒肢冷,舌淡苔白,脉沉迟
食滞胃脘	胃气不降 传导失司	胃脘胀满而疼痛拒按,厌食,嗳腐吞酸,泻下臭如败卵,舌苔厚腻,脉滑
胃火炽盛	胃热炽盛 胃气失和	胃脘灼痛,消谷善饥,口臭,牙龈肿痛溃烂,渴喜冷饮,秘结溲黄,舌红苔黄,脉滑数
胃阴不足	胃失濡润 阴虚内热	胃脘隐隐灼痛,饥不欲食,干呕呃逆,口燥咽干,大便干结,小便短少,舌红少津,脉细数

（四）肝与胆病的辨证

见表3-9。

表3-9 肝与胆病的辨证

证型	病机	症 状 特 点
肝气郁结	肝失疏泄 气机郁滞	胸胁或少腹胀闷窜痛,胸闷善太息,易怒,妇女月经不调等,舌苔薄白,脉弦
肝血虚证	肝血不足 失于濡养	头晕目眩,面白无华,肢体麻木,视物模糊,筋脉拘急,爪甲不荣,或妇女月经量少,舌淡,脉细
肝火炽盛	肝火炽盛 气火上逆	头晕胀痛,面红目赤,胁下灼痛,急躁易怒,失眠耳鸣,口苦,大便秘结,小便黄短,舌红苔黄,脉弦数
肝阳上亢	肝肾阴亏 肝阳偏亢	眩晕耳鸣,头目胀痛,面红目赤,急躁易怒,失眠多梦,腰膝酸软,头重脚轻,舌红少津,脉弦
肝风内动	肝阳升发 亢极化风	眩晕头痛,项强,肢体震颤,语言謇涩,手足麻木,步履不稳,舌红苔白或腻,脉弦细有力。甚或突然昏倒,不省人事,口眼㖞斜,半身不遂,舌强不语,喉中痰鸣
肝胆湿热	湿热壅结 疏泄失职	胁肋胀痛灼热,面目周身发黄,口苦泛恶,纳呆,或伴见寒热往来,阴痒,带下黄臭,苔黄腻,脉弦

(五) 肾与膀胱病的辨证

见表3-10。

表3-10 肾与膀胱病的辨证

证型	病机	症 状 特 点
肾阳虚证	肾阳不足 失于温煦	面色淡白,畏寒肢冷,腰膝酸冷,眩晕耳鸣,神疲乏力,男子阳痿,女子不孕,夜尿多,舌淡苔白脉沉弱
肾阴虚证	肾阴不足 虚热内生	眩晕耳鸣,健忘,腰膝酸软,齿枯发脱,消瘦,五心烦热,潮热盗汗,男子遗精,女子经闭,舌红少苔,脉细数
肾不纳气	肾气虚衰 降纳无权	久病咳喘,呼多吸少,气不得续,动则喘息益甚,自汗神疲,声音低怯,腰膝酸软,舌淡苔白,脉沉弱
膀胱湿热	膀胱湿热 气化不利	尿频、尿急、尿痛,尿色黄赤,或尿中可见砂石,小便短少,尿血,发热,腰痛,舌红苔黄腻,脉滑数

(黄萍 马秋平)

 自测题

1. 面色红主下列证候中的
    A. 寒证 B. 热证 C. 表证 D. 里证 E. 虚证
2. 苔质颗粒细腻致密,融合成片,揩之不去,刮之不脱,上面罩一层油腻状黏液,称为
    A. 腐苔 B. 腻苔 C. 润苔 D. 燥苔 E. 剥苔
3. 关于虚证、实证的鉴别要点,以下**错误**的是
    A. 声音有力、无力 B. 腹痛的喜按、拒按 C. 精神状态
    D. 脉搏有力、无力 E. 舌苔的颜色
4. 常用的诊脉部位为

A. 人迎　　　B. 寸口　　　C. 扶阳　　　D. 内关　　　E. 外关

5. 但寒不热属于

   A. 表证　　　　　　　　B. 里证　　　　　　　　C. 半表半里证

   D. 以上都不是　　　　　E. 阳证

6. 虚证的病机概念,主要是指

   A. 卫气不固　　　　　　B. 正气虚损　　　　　　C. 邪气盛

   D. 气化无力　　　　　　E. 气血生化不足

7. 望神重点是观察

   A. 两目　　　B. 面色　　　C. 神情　　　D. 体态　　　E. 呼吸

8. 下列选项**不属于**得神表现的是

   A. 语言清晰　　　　　　B. 反应灵敏　　　　　　C. 颧赤如妆

   D. 呼吸平稳　　　　　　E. 肌肉不削

9. 脏腑在舌面上的分布中,舌根部属

   A. 心　　　B. 肺　　　C. 肝　　　D. 脾　　　E. 肾

10. 下列选项属假神表现的是

   A. 语言失伦　　　　　　B. 两颧潮红　　　　　　C. 反应迟钝

   D. 突然能食　　　　　　E. 表情淡漠

11. 表现为神志不清,语无伦次,声高有力的是

   A. 错语　　B. 独语　　C. 谵语　　D. 郑声　　E. 以上均错误

12. 下列症状中属"回光返照"的是

   A. 两颧潮红娇嫩　　　　B. 突然颧红如妆　　　　C. 神志朦胧

   D. 撮空理线　　　　　　E. 言语清亮

13. 疼痛如针刺之状,固定不移的是

   A. 瘀血作痛　　　　　　B. 气滞作痛　　　　　　C. 风湿作痛

   D. 寒凝作痛　　　　　　E. 血虚作痛

14. 浮脉的脉象特征是

   A. 轻取即得,来盛去衰　　　　　B. 轻取即得,细软无力

   C. 轻取即得,重按稍减　　　　　D. 轻取即得,中空外坚

   E. 以上均错误

15. 关于表证,以下常见证**错误**的是

   A. 恶寒　　B. 发热　　C. 脉浮　　D. 苔薄白　　E. 舌质红

16. 猝然跌倒,不省人事,口眼㖞斜,半身不遂者,属

   A. 中风　　　　　　　　B. 气血不足　　　　　　C. 筋脉失养

   D. 痹病　　　　　　　　E. 痫病

17. 壮热的特征是

   A. 持续高热39℃以上　　B. 日晡潮热　　　　　　C. 夜间潮热

   D. 午后潮热　　　　　　E. 发热在37~38℃之间

18. 八纲辨寒热主要是指

   A. 辨邪正斗争的胜负　　B. 辨阴阳的盛衰　　　　C. 辨恶寒发热的有无

   D. 辨病邪的性质　　　　E. 以上均错误

19. 舌苔黄腻多主
    A. 湿热内盛   B. 热盛伤津   C. 寒湿内阻
    D. 疫疠初起   E. 暑热偏盛

20. 八纲辨表里主要是指
    A. 辨邪正斗争的胜负   B. 辨阴阳的盛衰   C. 辨病邪的深浅
    D. 辨病邪的性质   E. 以上均错误

第四章 中医护理原则

学习目标

1. 具有应用中医护理原则开展健康教育和防病养生的能力。
2. 掌握中医护理的基本原则。
3. 熟悉未病先防的基本方法。
4. 了解"标本缓急""扶正祛邪"的内涵。

工作情景与任务

导入情景:

李女士,30岁,公司职员,工作强度大并经常加班。近日出现身体不适,见体倦乏力,失眠,健忘,心悸及焦虑不安等,工作效率和生活质量明显下降。到医院就诊为亚健康状态。

工作任务:

请给李女士设计一个养生保健计划,以帮助李女士走出亚健康状态。

中医护理原则是以整体观念和辨证施护的基本理论为指导,以四诊所收集的客观资料为依据,对疾病进行全面、综合地分析,从而制订出护理原则。

第一节 预防为主

预防,就是采取一定的措施,防止疾病的发生与发展。中医学历来非常重视预防,早在《黄帝内经》中就提出了"圣人不治已病治未病,不治已乱治未乱……"的预防思想。所谓治未病,包括未病先防和既病防变两个内容。

一、未病先防

未病先防,即在疾病未发生之前,采取各种预防保健措施来防止疾病的发生。中医认为,疾病的发生,关系到邪正两个方面。邪气侵入是导致疾病发生的重要条件,而正气不足则是疾病发生的内在根源。因此,预防疾病的发生一方面要尽量避免邪气的侵入,更重要的是提高自身正气,增强抗病能力。

(一)养生固护正气,增强抗病能力

养生固护正气,就是通过各种调摄保养方法,以增强体质,提高机体对外界环境的适应

能力和抗病能力,从而预防疾病,延年益寿。

1. 顺应自然规律 人体的生理活动与自然界的变化规律是相适应的,自然界四时气候、昼夜晨昏的变化必然影响人体,由于人们对自然界适应能力的不同,也可导致疾病的发生。因此,只有顺应自然而摄生,才能强身健体,减少疾病的发生。中医所说的"春夏养阳,秋冬养阴",就是顺时养生和预防疾病所遵循的基本原则。

2. 重视情志调护 情志变化,是人体对外界事物的客观情绪反应。情志因素和人体的生理、病理有密切的关系。突然、强烈或持久的精神刺激,可伤及脏腑,引起气机紊乱,气血阴阳失调,也可损伤正气,而引起疾病发生。因此心情舒畅,精神愉快,减少不良情志刺激,可达到预防疾病、健康长寿的目的。

3. 注意饮食起居 饮食有节,主要包括不可暴饮暴食、不食不洁食物、克服饮食偏嗜三方面。饮食有节才能避免损伤脾胃,使气血生化有源,正气旺盛,抗病能力增强。在起居方面应顺应四时气候的变化来安排作息时间,劳逸适度,以保持精力充沛,身体健康。

4. 加强身体锻炼 "生命在于运动"。经常锻炼身体可使气血流畅,经络通达,筋骨劲强,肌肉健壮,关节灵活,脏腑功能旺盛,对增强体质、益寿延年和预防疾病有重要意义。但锻炼要遵守因人而异、运动适度、循序渐进、持之以恒的原则。

5. 药物预防 预防接种、药物调补、药物免疫等,可以增强机体的免疫及抗病能力,如16世纪的人痘接种法预防天花,开创了人工免疫的先河。中药对某些疾病具有很好的预防作用,如贯众、板蓝根、大青叶等预防流感、腮腺炎、严重急性呼吸综合征(SARS),茵陈、栀子预防肝炎,青蒿预防疟疾等。

(二) 避免邪气入侵,防患于未然

即防御病邪侵害,减少疾病的发生。平时讲究卫生,注意四时气候的变化,避免各种意外的发生,注意消毒和隔离,避免传染,以减少疾病的发生。

 知识窗

中 医 养 生

中医学认为人体是一个有机的整体,形体与精神互相资生,互相制约,即形神合一。人类生活在自然界中,与自然环境和社会环境息息相关,即天人相应。中医养生强调以人为中心,一方面要顺应自然,另一方面要发挥人的主观能动性,审因施养。养生原则有天人相应、形神合一、动静互涵、保精养气、协调平衡、持之以恒。

二、既病防变

未病先防是预防疾病最理想的积极措施。但是如果疾病已经发生,则应早期诊治,防止疾病的发展与传变,这就是既病防变。

(一) 早期诊治

病邪往往是由表入里,由浅入深,逐步加重,因此早期要抓住时机,早期诊断,早期治疗。否则病邪就步步深入,病情会越来越复杂、越来越深重,治疗就愈来愈困难。

(二) 防止传变

主要是通过先安"未受邪之地"来实现的。疾病的发展传变有一定的规律,一般外感热病多以六经、卫气营血以及三焦传变,内伤杂病多以脏腑五行生克规律或经络传变。在疾病防治工作中,只有全面认识和掌握疾病的传变途径和规律,及时采取适当的防治措施,才能有效防止疾病的进一步发展或恶化。如《金匮要略·脏腑经络先后病脉证》言:"见肝之病,知肝传脾,当先实脾。"

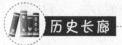

历史长廊

病邪由表传里

相传神医扁鹊有一次到蔡国,见到蔡桓公说:"君王有病,就在肌肤,不治则加重。"桓公不信。过几日,扁鹊再见桓公,说道:"大王的病已到血脉,不治会加深。"桓公仍不信。又过几日,扁鹊又见桓公时说:"大王的病已在肠胃,不治会更重。"桓公十分生气,不喜欢别人说他有病。几日又过去了,扁鹊见到桓公就赶快躲开,桓公纳闷,派人问扁鹊,扁鹊说:"疾在腠理,汤熨(用布包热药敷患处)之所及也;在肌肤,针石(用针或石针刺穴位)之所及也;在肠胃,火齐(汤药名,火齐汤)之所及也;大王的病已在骨髓,我无能为力了。"

第二节　施护求本

施护必求其本,是中医护理的主导思想,故必须抓住疾病的本质,进行治疗和护理。疾病的变化是错综复杂的,在一般情况下疾病的本质和反映出来的现象是一致的,但有时也会出现疾病的本质和现象不一致的情况。故根据药物的性味与疾病现象和本质的逆从关系,又分为正治、正护法和反治、反护法。

一、标本缓急

治疗和护理疾病时,有标本主次的不同。本是本质,是事物的主要矛盾;标是现象,是事物的次要矛盾。标本是相对的,一般来说,正气为本,邪气为标;病机为本,症状为标;缓证为本,急证为标;先病为本,后病为标;原发病为本,继发病为标。故在运用时,应抓住主要矛盾,以确定治疗和护理上的先后主次。标本缓急的原则是:急则治标,缓则治本,标本兼治。

(一) 急则治标

急则治标是指在标证甚急,可能危及生命时,护理人员应先紧急配合抢救,迅速采取措施以解除危急症状(标),待病情稳定后再处理本证的原则。如在疾病过程中,出现大出血的病人,无论何种原因的出血,均应采取应急措施,先止血,再治其本。

(二) 缓则治本

缓则治本是指在标证不急时或标证经处理后已缓解的情况下针对疾病本质,从而解除疾病证候的治疗原则。如用滋阴润肺法治疗肺阴虚所致的咳嗽,用补气法治疗气虚自汗等。

(三) 标本兼治

标本兼治是指在标本俱急或标本俱缓的情况下,采用标本同治的原则,包括治本为主,兼以祛邪,或以祛邪治标为主,兼以扶正两种方法。如气虚感冒,气虚为本,感冒为标,单纯益气治本,则使邪气留滞,表证不解;单纯解表,则汗出又伤气,使气虚愈甚,故用益气解表的方法,标本同治。

二、正治反治

(一) 正治与正护法

正治与正护,是采用与病变本质相反的药物或措施来治疗和护理疾病的方法,又称"逆治逆护法"。适用于疾病的本质和现象相一致的病证。有以下几种方法:

1. 寒者热之 寒者热之即寒邪致病出现寒象,用温热药治疗或取温热护理法的治护方法。如用辛温发散护理外感风寒证。

2. 热则寒之 热者寒之即热邪致病出现热象,用寒凉药治疗或取寒凉护理法的治护方法。如用辛凉解热法护理外感风热证。

3. 虚则补之 虚则补之指虚性病证,用补益药治疗及护理的治护方法。如用温阳益气法护理阳气虚证。

4. 实则泻之 实则泻之指实性病证,用攻逐泻实药治疗及护理的治护方法。如用消导法护理食积证。

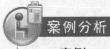案例分析

案例:

张先生,20岁。初起恶寒发热,头痛,周身酸楚,口干,西医按感冒治疗,症状不减,改服中药辛温解表剂,恶寒已止,但发热加重,烦躁,口干,喜冷饮。得病9日后,来院就诊,病人壮热,烦躁不宁,口渴欲冷饮,面色潮红,大汗淋漓,曾持续冷敷头部,发热仍不退,头晕头痛,小便黄赤,舌苔黄而燥,脉洪大而数。

分析:

张先生属里证、热证、实证、阳证,治宜采用正治法,热者寒之,以清热养阴为主,方用白虎汤加减。

(二) 反治与反护法

反治与反护,是采用与病变假象一致的药物来治疗和护理疾病的方法,又称"从治从护法"。适用于疾病的现象与本质不完全相一致的病证。有以下几种方法:

1. 热因热用 热因热用是指用热性药物治疗及护理具有假热征象的病证的方法。针对疾病的本质,用热性药物治其真寒,真寒一去,假热也就随之消失。

2. 寒因寒用 寒因寒用是指寒性药物治疗及护理具有假寒征象的病证的方法。因其本质为热,而假象为寒。故必须用寒凉药治疗里热病的实质,里热一清,阳气则能外达,外寒症状亦就随之消失。

3. 塞因塞用 塞因塞用是指用补益药物治疗及护理具有闭塞不通征象的虚证的方法。适用于真虚假实证。如治疗脾胃虚弱,中气不足,气机升降失常而表现出的腹部胀满、阻滞不通的症状,可采用健脾益气的方法,使脾气健运,气机升降正常,则腹胀可除。

4. 通因通用 通因通用是指用通利的药物来治疗及护理具有通泻症状的实证的方法。适用于真实假虚证。一般对泄泻、下利、崩漏等,当用止泻、固涩等法治疗,但若因实热壅结肠道而致的热利之证,不仅不能止泻,相反还应采用下法以去实热,实热一去,泄泻自止。

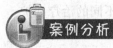 案例分析

案例：

王女士，30岁。有慢性胃病史5年，现口腔黏膜糜烂2周，灼热疼痛，口腔科诊断为"急性口腔炎"，服导赤散等清热泻火之剂无效。诊时上腭剧痛如灼，语言及进食困难。望口腔黏膜糜烂成片，覆盖黄色膜状物，舌质偏红，苔黄根腻。伴胃脘隐痛，喜热饮，大便溏薄，每日2~3次，形寒肢冷，面色苍白，脉沉细而缓。

分析：

王女士属脾胃虚弱，中阳不足，阴火内生，浮越于上，上热下寒，真寒假热，上热是假，下寒为真，"从者反治"，热因热用，治宜温中健脾，用理中汤加味。

第三节　扶正祛邪

疾病的发生、发展与转归取决于正邪双方的盛衰变化，正能胜邪则病退，正不抵邪则病进，因此治疗和护理疾病关键，就是要扶助正气，祛除邪气，促使疾病早日好转和痊愈。

一、扶正与祛邪的含义

扶正，即扶助正气，增强体质，以提高机体抗邪、抗病能力的一种治疗和护理的方法，此法主要适用于虚证，即所谓"虚则补之"，如益气、养血、滋阴等法均是扶正的治疗和护理方法，除了药物应用外，还包括针灸、推拿、气功、精神调摄、饮食调养、体育锻炼等。祛邪，即祛除邪气，以消除或削弱病邪对机体侵袭或损害的一种治疗和护理方法，此法主要适用于实证，即所谓"实则泻之"，如发汗、攻下、消导、活血等法均是祛邪的治疗和护理方法。

二、扶正与祛邪的运用原则

从邪正关系上来说，疾病的演变过程，是正气与邪气双方斗争的过程，正邪斗争的胜负决定疾病的转归和预后，通过扶正祛邪，可以改变邪正双方的力量对比，使其有利于疾病向痊愈方向转化。

1. 攻补应用要合理，即虚证宜扶正，实证宜祛邪。
2. 掌握虚实的主次关系，决定攻、补的先后与轻重缓急。
3. 扶正不留邪，祛邪不伤正。

三、扶正与祛邪的关系

扶正是为了祛邪，使疾病早日痊愈；祛邪是消除致病因素对机体正气的损伤，使邪去正安，有利于正气的保存和恢复。因此，扶正与祛邪是相辅相成的两个方面，根据不同的情况，可采用先祛邪后扶正、先扶正后祛邪、扶正与祛邪并用的方法。

第四节　三因制宜

人的生理活动、病理变化与时令气候、地域环境、体质等因素是密切相关的。因而，在治

疗和护理疾病时,必须考虑这些因素。这种因时、因地、因人的不同而采用不同的治疗和护理的方法,称为"三因制宜"。

一、因时制宜

因时制宜,即根据不同季节的气候特点,来制订适宜的护理方法。如同为感冒,夏季炎热,腠理疏松开泄,易于出汗,受风寒而致病时,护理宜注意辛温发散药不宜过用,防止津液耗伤;而冬天腠理致密,则用辛温发散重剂,护理上可饮食热粥以助汗,使寒邪从汗而解。

二、因地制宜

因地制宜,即根据不同地区的地理特点、气候条件及人们生活习惯的差异,来制订适宜的治法和护理方法。如西北高原山区,气候寒凉干燥,易外感风寒,多用辛温解表及温热法护理;东南平原地区,气候温热潮湿,易感湿热,多用清凉解表和化湿法护理。

三、因人制宜

因人制宜,即根据病人的年龄、性别、体质等不同特点,来制订适宜的治法和护理方法。

1. 年龄　年龄不同,则生理功能、病理反应各异,治疗和护理亦不同。如小儿生机旺盛,脏腑娇嫩,气血未充,易于外感,发病易虚易实,易寒易热,病情变化较快,用药量宜轻,慎补忌攻;青壮年则形体壮实,气血充盛,患病多实证,治疗可攻,药量稍重;老年人气血阴阳日衰,脏腑功能减退,病多表现为虚证,多用补虚的治法和护理方法。

2. 性别　男女性别不同,各有其生理、病理特点,治疗与护理亦不同。妇女有经带胎产诸候,男子有阳痿、早泄、遗精等病,因此治疗和护理也当有区别。如妇女经期,慎用破血逐瘀之品,注意防寒保暖,避免劳累等。

3. 体质　人的体质有强弱、胖瘦之别,寒热、阴阳之偏,患病之后,机体的反应性不同,病证的属性有别,治疗和护理上就应当有所不同。如体质强者,患病多实,耐攻伐,药量可重;体质弱者,患病多虚,不耐攻伐,药量宜轻。

因时、因地、因人制宜的护理原则,充分体现了中医护理疾病的整体观念和辨证施护在实际应用上的原则性和灵活性。

（朱文慧）

 自测题

1. 下列属于治则的是
   A. 攻下　　　B. 发汗　　　C. 扶正　　　D. 益气　　　E. 活血
2. 用寒性的药物治疗热性病证是属于下列方法中的
   A. 热因热用　　　　　B. 寒因寒用　　　　　C. 寒者热之
   D. 热者寒之　　　　　E. 通因通用
3. 血瘀所致的经闭当用
   A. 补血法　　　　　　B. 祛瘀法　　　　　　C. 先攻后补法
   D. 攻补兼施法　　　　E. 先补后攻法
4. "热者寒之"具体应用的治法是
   A. 清法　　　B. 温法　　　C. 和法　　　D. 消法　　　E. 下法

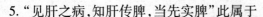

5. "见肝之病,知肝传脾,当先实脾"此属于

    A. 因人而宜   B. 因地而宜   C. 既病防变

    D. 未病先防   E. 以上都不是

6. 气虚病人复感外邪,应采用的治疗法则是

    A. 治其标   B. 治其本   C. 标本同治

    D. 先治本后治标   E. 先治标后治本

第五章 方药施护

我国分布着种类繁多、产量丰富的天然药物资源,主要包括植物、动物和矿物。由于天然药物以植物药为主,应用最广泛,故称为"本草",又称为"中药"。中药通过加工炮制,配伍组合,制成一定的剂型,称为"方剂"。

第一节 中药与方剂

工作情景与任务

导入情景:

李先生,38岁,办公室工作人员。近期因气候变化而出现恶寒、发热,头身疼痛、无汗、鼻塞流清涕,舌苔薄白,脉浮紧。来中医门诊就诊。

工作任务:

就煎药方法及服药注意事项对李先生进行指导。

一、中药基本知识

(一)中药的性能

1. **四气** 四气又称四性,即寒、热、温、凉四种药性,是从药物作用于人体所发生的反应概括出来的,用以说明药物的作用性质。温热性属阳,寒凉性属阴。温次于热,凉次于寒。凡能够减轻或消除热证的药物,一般属于寒性或凉性,如板蓝根、蒲公英;凡能够减轻或消除寒证的药物,一般属于热性或温性,如干姜、肉桂。药物寒热之性不甚明显者,称为平性,如茯苓、猪苓。

2. **五味** 五味是指辛、甘、酸、苦、咸五种药味。五味与药物的实际滋味有一定关系,但以功效为主要标志,不同的味有不同作用。

辛:有发散、行气、活血的作用。解表药、行气药、活血药等多具辛味。如有发散作用的生姜,有行气作用的木香,有活血作用的红花。辛味药多辛散燥烈,易耗气伤津,气虚、阴津亏损、表虚多汗者不宜使用。

甘:有补益和中、缓急止痛、调和药性的作用。补益药多具甘味。如有补气作用的人参,有缓急止痛作用的蜂蜜,有和中作用的麦芽,有调和药性作用的甘草。甘味多滋腻,易助湿碍脾,脾虚湿滞慎用。

酸:有收敛、固涩的作用。固表止汗、涩肠止泻的药物多具有酸味。如有涩精、敛汗作用的五味子,有敛肺气止咳嗽、涩肠止泻作用的乌梅,有止血作用的五倍子,有固精、缩尿作用的金樱子等。酸能敛邪,有实邪者应慎用。

苦:有清热泻火、通泄、降气、燥湿、坚阴的作用。清热、泻下、祛风湿的药物多具苦味。如栀子、龙胆草、杏仁、大黄、黄连等。苦燥易伤阴津,阴津不足者宜慎用。

咸:有软坚散结、泻下的作用,泻下、消散结块的药物多具咸味。如海藻、芒硝等。

此外,还有淡味和涩味。淡,有渗湿、利尿的作用,常附于甘,如猪苓、茯苓等;涩,有收敛、固涩的作用,与酸相似,常附于酸,故仍用五味来概括药性。

3. 升降浮沉 是指药物作用的不同趋向。一般分为升浮和沉降两类。不同疾病在病机和证候的表现有向上、向下、向外、向内等趋向,能消除或改善这些病证的药物,常具有与之对应的升降浮沉作用。升是上升,多治疗泻痢、崩漏、脱肛等证;降是下降,多治疗呕吐、咳喘等证;浮是向外发散,多治疗表证、麻疹等病证;沉是向内收敛,多治疗因虚而致的自汗、盗汗等病证。

升浮药物,质地多轻清上升,具有升阳发表、催吐、开窍等作用;沉降药物,质地多重浊坚实,具有清热、泻下、利水渗湿、止咳平喘等作用。另外,适当的炮制及配伍可改变药物的升降浮沉之趋向。如酒炒则升,姜汁炒则散,醋炒则收敛,盐水炒则下行。配伍少量升浮药在大队沉降药中,药性能随之下降;在大队升浮药中配伍少量沉降药,则药性能随之上升。

4. 归经 是指药物作用的部位。主要是指对某经(脏腑及经络)发生明显作用,对其他经则作用较小或没作用。归经不同,治疗作用也不相同。掌握归经便于临床辨证用药,有助于区别功效相似的药物,但应与四气五味、升降浮沉理论相结合,才能做到全面准确。

5. 毒性 是指药物对机体的损害性。毒性反应与药物的不良反应不同,它对人体的危害性较大,甚至可以危及生命。有毒药物的治疗剂量与中毒剂量往往比较接近或相当,在使用这类药物时,应严格掌握安全剂量及使用方法,不可过服,以防过量或蓄积中毒。临床上利用有毒药物来治疗疾病,可通过必要的炮制、配伍、制剂等途径来减轻或消除毒性。

(二) 中药的应用

1. 中药的配伍

(1) 相须:即性能功效相似的药物配合应用,可以增强原有疗效。如石膏与知母配合,能明显增强清热泻火的治疗效果;大黄与芒硝配合,能明显增强攻下泻热的治疗效果;全蝎与蜈蚣同用,能明显增强止痉作用。

(2) 相使:即性能功效方面有某些共性的药物配合应用,以一种药为主,另一种药为辅,能明显提高主药疗效。如补气利水的黄芪与利水健脾的茯苓配合时,茯苓能提高黄芪补气利水的治疗效果;清热的黄芩与攻下的大黄配合时,大黄能提高黄芩清热的功效。

(3) 相畏:即一种药物的毒性反应或副作用,能被另一种药物减轻或消除。如生半夏和生南星的毒性能被生姜减轻或消除,所以说生半夏和生南星畏生姜。

(4) 相杀:即一种药物能减轻或消除另一种药物的毒性或副作用。如生姜能减轻或消除生半夏和生南星的毒性或副作用,所以说生姜杀生半夏和生南星的毒。由此可知,相畏、相杀实际上是同一配伍关系的两种提法。

（5）相恶：即两药合用后，由于相互牵制而使原有功效降低甚至丧失。如人参恶莱菔子，因莱菔子能削弱人参的补气作用，人参能削弱莱菔子的降气作用。

（6）相反：即两种药物合用，能产生或增强毒性反应或副作用。如"十八反""十九畏"中的若干药物（见"用药禁忌"）。

2. 用药禁忌

（1）配伍禁忌：在复方配伍用药中，有些药物应避免配合使用，以免降低和破坏药效，产生剧烈的毒副作用，称为配伍禁忌。金元时期概括为"十八反""十九畏"。

十八反：甘草反甘遂、大戟、海藻、芫花；乌头反贝母、瓜蒌、半夏、白蔹、白及；藜芦反人参、沙参、丹参、玄参、苦参、细辛、芍药。十九畏：硫黄畏朴硝，水银畏砒霜，狼毒畏密陀僧，巴豆畏牵牛，丁香畏郁金，川乌、草乌畏犀角，牙硝畏三棱，官桂畏石脂，人参畏五灵脂。

（2）妊娠用药禁忌：妇女妊娠期间，有些药物应用不当，可导致流产或早产，应禁用或慎用。

禁用药：禁用药大多数是毒性较强或药性猛烈的药物，如水银、砒霜、雄黄、牵牛、芦荟、芫花、大戟、甘遂、乌头、三棱、莪术等药，妊娠期妇女绝对禁用。

慎用药：慎用药包括活血祛瘀、行气破滞以及辛温重镇的药物，如桃仁、红花、益母草、川芎、大黄、枳实、木通、附子、肉桂、赭石等药，妊娠期妇女应慎用。

（3）用药饮食禁忌：是指服药期间对某些食物的禁忌，简称食忌，也就是通常所说的忌口。一般而言应忌食生冷、辛热、油腻、腥膻、有刺激性的食物。此外，根据病情的不同，饮食禁忌也有区别。如热性病应忌食辛辣、油腻、煎炸类食物；寒性病应忌食生冷；胸痹病人应忌食肥肉、脂肪、动物内脏及烟、酒；肝阳上亢，头晕目眩、烦躁易怒等应忌食胡椒、辣椒、大蒜、酒等辛热助阳之品；脾胃虚弱者应忌食油炸黏腻、寒冷坚硬、不易消化的食物；疮疡、皮肤病病人，应忌食鱼、虾、蟹等腥膻发物及辛辣刺激性食品。

二、方剂基本知识

方剂是在辨证立法的基础上，选择合适的药物，酌定用量，按照组成原则，妥善配伍而成。

（一）方剂的组成原则

方剂一般由君药、臣药、佐药、使药组成。

1. 君药　针对主病或主证起主要治疗作用的药物。在一个方剂中，是不可缺少的药物，又称主药，其药力居方之首。

2. 臣药　是辅助君药加强治疗主病和主证的药物，或针对兼病或兼证起治疗作用的药物，其药力小于君药。

3. 佐药　有三种意义：一是佐助君、臣药起治疗作用，或直接治疗次要症状或兼证的药物；二是减缓或消除君、臣药的毒性或峻烈之性的药物；三是与君药性味相反，在治疗中起反佐作用的药物，如在温热剂中加入少量寒凉药。一般用量较轻，药力小于臣药。

4. 使药　有两种意义：一是引经药，即引方中诸药直达病所的药物；二是调和药，即调和方中诸药作用的药物，一般用量较轻，药力较小。

（二）方剂的组成变化

1. 药味加减的变化

（1）随证加减：在主证、主药不变的情况下，因次要症状或兼证的不同，增减次要药物，以适应新病情。

（2）配伍变化：在主药不变的情况下，改变臣、使药的配伍，从而使该方的作用发生变化。

（3）组方变化：更换方中主药，增减方中药味，方剂的功用随之改变，方名也随之发生改变。

2. 药量增减的变化　方剂中的药物组成不变，而药量发生了改变，使该方的功用和主治亦随之发生改变。

3. 剂型更换的变化　方剂中药物、药量完全相同，只是根据病情的需要，确定使用不同的剂型。剂型不同，药力大小与峻缓也不同。一般来说，汤剂多用于急证和重证，丸剂多用于缓证和轻证。

（三）常用方剂剂型

方剂剂型是指方药通过加工制成的制剂形式。每一剂型都有其特点。

1. 汤剂　药物配伍组成方剂后，加水浸泡煎煮，去渣取汁而服用者，称为汤剂。具有吸收快、作用强，可根据病情随证加减的特点，是临床使用最广的一种剂型。

2. 散剂　将药物研成粉末，称为散剂。分内服与外用两类，内服散剂是用温开水、米汤、酒等冲服或直接吞服。现常将药物粉末装入胶囊内吞服，称为胶囊剂。外用散剂一般将粉末调敷患处，亦可作点眼、吹喉等外用。具有节省药材、不易变质、便于服用和携带等特点。

3. 丸剂　将药物研成粉末后，用水、蜜、米糊、面糊、酒、药汁等为赋形剂制作而成的圆粒状固体剂型。具有吸收较慢，药效持久，节省药材，便于服用、携带与贮存的特点。

4. 膏剂　分内服和外用两种。内服膏剂是将药物反复煎熬，去渣取汁，再用微火加热浓缩，加入蜂蜜或冰糖收膏而成，具有滋润补益作用，有体积小、含量高，便于服用等特点。外用膏剂即"薄贴"，是用油将药物煎熬，去渣加入黄丹、白蜡等物收膏而成。现有软膏药和硬膏药两种。

5. 糖浆剂　将药物煎煮后去渣取汁浓缩，加入高浓度蔗糖的药物水溶液。具有吸收较快、服用方便、味甜量小等特点。

6. 冲剂　将药物浓缩浸膏与适量辅料混合制成的颗粒状散剂。具有体积较小、作用迅速、味道可口、便于服用等特点。

7. 片剂　将药物经过加工和提炼与适量辅料混合压制而成的剂型。具有体积小、用量准确、便于服用等特点。

8. 注射剂　将药物经过加工精炼而成的灭菌溶液或粉末，供皮下、肌肉、静脉、腧穴注射的一种制剂。具有剂量准确、药效迅速、适用面广、不受消化系统影响等特点。

9. 酒剂　又称药酒，将药物浸泡于酒中，使其有效成分溶于酒中而得到的一种澄清浸出液的剂型。分内服和外用两种。具有活血通络的特点。

10. 口服液　将药材经提取制成的内服液体制剂。具有吸收快、服用方便、口感适宜等特点。

三、中药煎服法与护理

（一）中药煎法

1. 煎药用具　煎煮中药要用带盖的砂锅、白色不掉瓷的搪瓷锅、玻璃器皿等煎药容器。禁用易与中药发生化学反应的铁、铜、铝、不锈钢、锡等容器。

2. 煎药用水　一般以水质纯净、矿物质少的自来水为佳,应用凉水或凉开水,不可用开水。用水量视情况而定,对于内服药,将药材倒入药锅中,第一煎加水超出药面的 3~5cm,第二煎加水超出药面的 2~3cm。水量应一次加足。对于外用药,应根据用量来决定加水量,如外洗面积较大,水量应多些。

3. 浸泡　一般来说,复方汤剂浸泡 30~60 分钟;以根、茎、果实、种子类为主的汤剂,浸泡 60 分钟;以花、叶、草类为主的汤剂,浸泡 20~30 分钟。

4. 煎药火候与时间　以"先武后文"为原则,即没有煮沸之前用武(大)火,煮沸后改用文(小)火,以能维持"鱼眼沸"为宜。煎煮时间应根据药物性能及功用而定(表5-1)。

> **边学边练**
> 实训3　中药煎法与护理

表5-1　各类药物煎煮时间与火候

药剂种类	煎煮时间与火候
一般药物	先以武火煮沸后改用文火煎 20~30 分钟
解表药、清热药、芳香药	武火煮沸后改用文火煎 10~15 分钟
滋补调理药	武火煮沸后改用文火缓煎 40~60 分钟
有毒性的药	文火久煎 60~90 分钟

5. 特殊煎煮法　有一些比较特殊的药物,需要根据药物的性质,采取不同的煎煮法(表5-2)。

表5-2　特殊煎煮法

煎煮法	要　求
先煎	1. 矿物类、贝壳类药物(如龙骨、牡蛎、石膏等)质地坚硬、药味难出,应打碎后先煎 20 分钟再下其他药 2. 毒性较强的药物(如生南星、生附子等),为降低或消除毒性,应先煎 30~60 分钟,再下其他药同煎 3. 泥沙多的药物(如灶心土)、质轻量大的药物(如白茅根)应先煎取汁澄清,以其药汁代水煎其他药物
后下	气味芳香类药物(如藿香、砂仁、薄荷等),为防止其有效成分挥发,在药物即将煎好前 4~5 分钟放入锅内与其他药物同煎
包煎	1. 旋覆花、辛夷等药,为防其煎后药液浑浊并为了减少对咽喉、消化道的不良刺激,可用薄布或纱布将药包好再放入锅内与其他药物同煎 2. 蒲黄、海金沙等质轻,易飘浮或易成糊状,宜包煎 3. 车前子、葶苈子等药材细,含淀粉、黏液多,煎煮时易粘锅、焦煳,宜包煎
另煎(另炖)	为了保存贵重药(如人参、鹿茸等)的有效成分,尽量减少被同煎药物的吸收,可将贵重药切成小片,单味煎煮 2~3 小时(或放入加盖盅内隔水炖),煎好后,单独服用或兑入汤药中同服
烊化(溶化)	胶质类或黏性大而且易溶的药物(如阿胶、饴糖等),为防止同煎易粘锅煮煳,或黏附于其他药而影响药效,需单独加温溶化。将胶质类药物置于刚煎好的去渣药液中,趁热倒入搅拌,或置火上微煮,使之完全溶解,趁热服下
冲服	将某些药物,如芒硝、三七末等置于去渣药液中,微煮或趁热搅拌,使之溶解后服用
泡服	含有挥发油、容易生味、用量少的药物,用开水或煮好的一部分药液趁热浸泡后服用药液,如藏红花、肉桂、番泻叶等

(二)中药服法

汤剂通常每日一剂,分2~3次服。临床用药时可根据病情增减。一般峻下药、攻积导滞药宜空腹服;补益药宜饭前服;健胃药和对胃肠刺激性大的药宜饭后服;安神药宜睡前1小时服;其他药物一般宜在饭后服。总之,无论饭前或饭后服药,均应略有间隔,在饭前、饭后1小时左右服用,以免影响疗效。

第二节 常用中药与中成药

一、常用中药

(一)解表类

凡以发散表邪、解除表证为主要功效的药物,称为解表药。针对表证的寒热,分为辛温解表药和辛凉解表药(表5-3)。

表5-3 解表药

类别	药名	性味	功效	应用
辛温解表药	麻黄	辛、微苦,温	发汗、平喘、利水	风寒感冒,咳喘,水肿
	桂枝	辛、微苦,温	发汗解表、温经通阳	风寒感冒,肢节酸痛,水饮
	紫苏	辛,温	发表散寒、行气宽中、解鱼蟹毒	感冒,胸闷呕吐,胎动不安,鱼蟹中毒
	防风	辛、甘,微温	祛风解表、胜湿止痛、解痉	风寒感冒,头痛,风湿痹痛
	荆芥	辛,微温	祛风解表、止血	风寒表证,麻疹初期,目赤,咽肿,疮疡,吐血
	白芷	辛,微温	解表、止痛,祛风燥湿,消肿排脓	风寒感冒,头痛,疮疡
辛凉解表药	薄荷	辛,凉	疏散风热、清利头目、利咽透疹	外感表证,头痛目赤,咽痛,麻疹
	桑叶	辛、甘,寒	疏风散热、清肝明目	外感风热,目赤,涩痛,多泪
	柴胡	苦,微寒	和解退热、疏肝解郁、升阳举陷	寒热往来,疟疾,胸胁满闷,脱肛
	葛根	辛、甘,凉	发表解肌、升阳透疹、解热生津	风热表证,口渴,麻疹初起,泄泻久痢

(二)清热类

凡能清泄里热,以治疗里热证为主要作用的药物,称为清热药。根据各药的专长,分为下列五类:清热泻火药、清热燥湿药、清热解毒药、清热凉血药、清虚热药(表5-4)。

表 5-4 清热药

类别	药名	性味	功效	应用
清热泻火药	石膏	辛、甘,大寒	清热泻火,除烦止渴	高热烦渴,狂躁,发斑,头痛齿痛
	知母	苦、甘,寒	清热泻火,滋阴润燥	热病烦渴,肺热咳嗽,大便燥结,小便短黄
	栀子	苦,寒	泻火除烦,清热利湿,凉血解毒	热病虚烦,黄疸,淋病,吐衄
	芦根	甘,寒	清胃火,除烦渴,止呕	热病烦渴,肺热咳嗽,胃热呕逆
	夏枯草	辛、苦,寒	清肝火,散郁结	瘰疬,瘿瘤,目赤肿痛
清热燥湿药	黄芩	苦,寒	清热燥湿,泻火解毒,止血安胎	肺热咳嗽,热病泻痢,痈肿疔疮,各种血证
	黄连	苦,寒	清热燥湿,泻火解毒	热病泻痢,热病烦渴,消渴,痈肿疮毒
	黄柏	苦,寒	清热燥湿,泻火解毒,退虚热	阴虚亢热,痢疾,黄疸,淋浊白带,痈肿疮毒
	龙胆	苦,寒	清热燥湿,泻肝火	目赤、咽痛、胁肋痛、湿热黄疸,阴肿阴痒
	苦参	苦,寒	清热燥湿,祛风杀虫,利尿	湿热黄疸,带下,皮肤瘙痒,小便不利
清热凉血药	生地黄	甘、苦,寒	清热凉血,养阴生津	热病少津,吐衄下血,消渴
	玄参	甘、苦、咸,寒	清热凉血,泻火解毒	温热病,咽喉肿痛,痈肿疮毒
	牡丹皮	辛、苦,微寒	清热凉血,活血散瘀	热病发斑,惊痫,血滞经闭、痛经
	赤芍	苦,微寒	清热凉血,去瘀止痛	湿热病,发斑,血滞经闭、痛经,目赤肿痛
清热解毒药	金银花	甘,寒	清热解毒	外感风热,热毒泻痢,疮痈疔肿
	连翘	苦,微寒	清热解毒,消痈散结	外感风热,疮毒痈肿
	板蓝根	苦,寒	清热解毒,凉血利咽	热病,斑疹,痄腮,疮毒痈肿
	蒲公英	苦、甘,寒	清热解毒,利湿通淋	热毒痈肿,淋病
清虚热药	青蒿	苦,寒	退虚热,凉血	疟疾,温热病后期,阴虚发热
	地骨皮	苦,寒	凉血退蒸,清泄肺热	阴虚血热,肺热咳喘,吐衄

(三)泻下类

凡能引起腹泻或滑利大肠、促进排便的药物,称为泻下药。根据本类药物作用的特点及适用范围的不同,分为攻下药、润下药和峻下逐水药(表 5-5)。

(四)祛湿类

能祛除风湿、解除痹痛的药物,称为祛风湿药。凡功能为化除湿浊、醒悦脾胃的药物,称为芳香化湿药;能通利水道、渗除水湿的药物称为利水渗湿药(表 5-6)。

(五)温里类

凡能温里祛寒,用以治疗里寒证的药物,称为温里药,又称祛寒药(表 5-7)。

表5-5　泻下药

类别	药名	性味	功效	应用
攻下药	大黄	苦、寒	泻下攻积,清热泻火,解毒	宿食停滞,瘀血经闭,吐衄,热毒疮疡
	芒硝	咸、苦,寒	泻下,软坚,清热	大便燥结,目赤疮疡
	番泻叶	甘、苦,寒	泻下导滞	热结便秘
	芦荟	苦,寒	泻下,清肝,杀虫	热结便秘,小儿疳积
润下药	火麻仁	甘,平	润燥滑肠	肠燥便秘
	郁李仁	辛、苦,平	润燥通便,利水消肿	肠燥便秘,水肿
峻下逐水药	甘遂	苦,寒;有毒	泻下逐饮,消肿散结	水肿腹胀,痰饮积聚
	大戟	苦,寒;有毒	泻下逐饮,消肿散结	水肿腹胀,痰饮积聚
	芫花	辛、苦,寒;有毒	泻下逐饮,祛痰止咳	水肿腹胀,喘满咳嗽
	巴豆	辛,热;大毒	泻下冷积,逐水利肿,祛痰利咽	寒邪食积,大腹水肿,喉痹

表5-6　祛湿药

类别	药名	性味	功效	应用
祛风湿药	独活	辛、苦,温	祛风湿,止痛,解表	风湿痹痛,风寒表证
	威灵仙	辛、咸,温	祛风湿,治骨鲠,止痹痛	风湿痹痛,诸骨鲠咽
	秦艽	辛、苦,微寒	祛风湿,舒筋络,清虚热	风湿痹痛,骨蒸潮热
	防己	辛、苦,寒	祛风湿,止痛,利水	风湿痹痛,水肿
芳香化湿药	藿香	辛,温	化脾醒湿,辟秽和中,解暑,发表	暑湿证及湿温初起,呕吐
	苍术	辛、苦,温	燥湿健脾,祛风湿,解表	脘腹胀满,风湿痹证
	厚朴	苦、辛,温	燥湿行气,降逆平喘	腹胀,梅核气,痰多咳嗽
	砂仁	辛,温	化湿行气,温中止泻,安胎	吐泻,妊娠恶阻,胎动不安
利水渗湿药	茯苓	甘、淡,平	利水渗湿,健脾,安神	淋病,泄泻,水肿
	猪苓	甘、淡,平	利水渗湿	泄泻,水肿,淋浊带下
	泽泻	甘、淡,寒	利水渗湿,泄热	淋病,泄泻,水肿
	薏苡仁	甘、淡,微寒	利水渗湿,健脾,除痹	泄泻,水肿,痹证
	车前子	甘,寒	利水通淋,清肝明目	淋病,泄泻,目赤肿痛

表5-7　温里药

类别	药名	性味	功效	应用
温里药	附子	辛,热;有毒	回阳救逆,补火助阳	大汗亡阳,四肢厥逆,肾阳衰弱,水肿
	肉桂	辛、甘,热;有毒	补火助阳,散寒止痛	肾阳衰弱,脘腹冷痛,寒湿痹痛
	吴茱萸	辛、苦,热;有小毒	散寒止痛,疏肝下气	脘腹冷痛,痹痛,呕吐吞酸,泄泻
	细辛	辛,温;有小毒	祛风,散寒止痛	头痛,牙痛,痹痛,外感风寒表证

（六）理气类

以舒畅气机为主要功效,常用以治疗气滞证的药物叫行气药。也称理气药,行气力强者又称破气药(表5-8)。

表5-8 理气药

类别	药名	性味	功 效	应 用
理气药	陈皮	辛、苦,温	健脾理气,燥湿化痰	脘腹胀痛,吐泻,咳嗽
	青皮	辛、苦,温	疏肝理气,散结消滞	胸胁胀痛,乳房胀痛,食积气滞
	枳实	辛、苦,微寒	破气消积,化痰除痞	食积,痰滞,胸腹痞满、胀痛,便秘
	佛手	辛、苦,温	疏肝理气,和中化痰	胸闷,胁肋胀痛,咳嗽痰多
	木香	辛、苦,温	行气,调中,止痛	脘腹胀痛,脾虚气滞
	香附	辛、微苦、微甘,平	疏肝理气,调经止痛	胸腹胀痛,月经不调

（七）消食类

凡以消食化积、增进食欲为主要作用的药物,称为消食药,又叫消导药(表5-9)。

表5-9 消食药

类别	药名	性味	功 效	应 用
消食药	山楂	酸、甘,微温	消食化积,活血散瘀	肉食积滞,产后瘀阻腹痛、恶露不尽
	神曲	辛、甘,温	消食和胃	食积
	麦芽	甘,平	生用消食和中,炒用回乳	面食积滞,断乳
	谷芽	甘,平	消食和中,健脾开胃	食积,脾虚食少

（八）理血类

凡能调理血分,治疗血分疾病的药物,统称为理血药。血分疾病可分为血虚、血热、血溢(即出血)、血瘀四类。治法有补血、凉血、止血、活血化瘀。其中补血药与凉血药已分别列入补益药、清热药中,这里只介绍止血药与活血化瘀药两类(表5-10)。

表5-10 理血药

类别	药名	性味	功 效	应 用
止血药	大蓟	甘、苦,凉	凉血止血,散瘀消痈	咯血,衄血,崩漏,热毒疮痈
	小蓟	甘,凉	凉血止血,解毒消痈	血证,热毒疮痈
	地榆	酸、苦,微寒	凉血止血,解毒敛疮	咯血,吐衄,尿血,烫伤,湿疹,皮肤溃烂
	三七	甘、微苦,温	化瘀止血,散肿生肌	血证,跌打损伤
活血药	丹参	苦,平	活血祛瘀,润肠通便	痛经,闭经,产后瘀滞,腹痛,跌打损伤,肠燥便秘
	川芎	辛,温	活血行气,祛风止痛	月经不调,跌打损伤,疮痈肿痛,头痛
	延胡索	辛、苦,温	活血行气,止痛	胸腹诸痛,月经不调,少乳
	郁金	辛、苦,寒	活血止痛,行气解郁	胸胁腹痛,吐衄,癫狂
	红花	辛,温	活血祛瘀,通经	经闭,产后瘀阻,跌打损伤,斑疹
	益母草	辛、苦,微寒	活血祛瘀,利尿消肿	月经不调,产后瘀阻腹痛,水肿

（九）化痰止咳平喘类

凡能祛痰或消痰,以治疗痰证为主要作用的药物,称为化痰药;以制止或减轻咳嗽、气喘为主要作用的药物,称为止咳平喘药(表5-11)。

表5-11 化痰止咳平喘药

类别	药名	性味	功 效	应 用
化痰止咳平喘药	半夏	辛,温;有毒	燥湿化痰,降逆止呕,消痞散结	咳嗽,眩晕,寒饮呕吐,胸脘痞闷,梅核气
	天南星	辛,苦、温;有毒	燥湿化痰,降逆止呕,消痞散结	顽痰咳嗽,眩晕,中风,破伤风
	白芥子	辛,温	温肺祛痰,利气散结,通络止痛	咳嗽痰喘,阴疽痰核
	瓜蒌	辛,寒;有毒	润肺化痰,滑肠通便	肺热咳嗽,胸痹,肠燥便秘
	贝母	甘、苦,微寒	化痰止咳,清热散结	肺虚久咳,瘰疬,乳痈,肺痈
	杏仁	苦,微温;有小毒	止咳平喘,润肠通便	外感咳喘,肠燥便秘
	百部	甘、苦,平	润肺止咳,灭虱杀虫	新久咳嗽,蛔虫、蛲虫,头虱、体虱
	枇杷叶	甘,平	化痰止咳,和胃降逆	痰热咳嗽,胃热呕哕

（十）平肝息风类

凡具有平降肝阳、止息肝风作用的药物,称为平肝息风药(表5-12)。

表5-12 平肝息风药

类别	药名	性味	功 效	应 用
平肝息风药	羚羊角	咸,寒	平肝息风,清肝明目	头目眩晕,惊痫抽搐,目赤头痛
	钩藤	甘,凉	清热平肝,息风定惊	头痛,眩晕,惊痫抽搐
	天麻	甘,平	息风止痉,平肝潜阳,祛风通络	眩晕,头痛,肢体麻木,手足不遂
	牛黄	苦,凉	化痰开窍,息风止痉,清热解毒	热病神昏,惊风,癫痫
	全蝎	辛,平;有毒	息风止痉,攻毒散结,通络止痛	痉挛抽搐,风湿顽痹
	石决明	咸,寒	平肝潜阳,清肝明目	头晕目眩,目赤,翳障,视物昏花

（十一）安神类

凡以安定神志为主要作用,用治心神不安病证的药物,称为安神药(表5-13)。

（十二）补益类

凡能补益正气,增强体质,以提高抗病能力,用治虚证为主要作用的药物,称为补虚药,亦称补养药或补益药。根据补虚药的功效及主要适应证的不同而分为补气药、补阳药、补血药和补阴药四类(表5-14)。

表5-13 安神药

类别	药名	性味	功效	应用
安神药	酸枣仁	甘,平	养心安神,敛汗	失眠,惊悸,体虚自汗、盗汗
	柏子仁	甘,平	养心安神,润肠通便	惊悸怔忡,肠燥便秘
	龙骨	甘、涩,微寒	平肝潜阳,镇静安神	烦躁易怒,心悸失眠
	远志	辛、苦,微温	安神益智,祛痰开窍,消痈肿	惊悸健忘,精神错乱,痈疽
	合欢皮	甘,平	安神解郁,活血消肿	健忘,失眠,骨折,痈肿

表5-14 补益药

类别	药名	性味	功效	应用
补气药	人参	甘、微苦,微温	大补元气,补脾益肺,生津安神	崩漏暴脱,肺虚喘促,脾胃虚弱,津伤口渴,心悸健忘
	西洋参	苦、微甘,寒	补气养阴,清火生津	咳喘痰血,热病口渴,肠热便血,心悸心痛
	党参	甘,平	补中益气,生津养血	食少便溏,气短咳喘,热病口渴
	黄芪	甘,微温	补气升阳,益卫固表,利水,托毒排脓	气血虚弱,表虚自汗,水肿,消渴
	白术	甘、苦,温	补气健脾,燥湿利水	脾虚泄泻,水肿,自汗
	甘草	甘,平	补脾润肺,解毒,调和药性	脾胃虚弱,咳嗽,疮疡
补血药	当归	甘、辛,温	补血活血,止痛,润肠	月经不调,崩漏,跌打损伤,痹痛,肠燥便秘
	熟地黄	甘,微温	养血滋阴,补精益髓	月经不调,潮热盗汗,遗精,消渴
	何首乌	甘、苦、涩,微温	补益精血,润肠,解毒	遗精带下,痈疽瘰疬,肠燥便秘,须发早白
	白芍	苦、酸,微寒	养血柔肝,平抑肝阳	月经不调,胸胁腹痛,肝阳上亢头痛,眩晕
	阿胶	甘,平	补血止血,滋阴润肺	血虚阴虚,心悸失眠,吐衄便血,虚劳咳喘
补阴药	沙参	甘,微寒	清肺养阴,益胃生津	肺虚咳嗽,热病伤津,咯血,口渴
	麦冬	甘、微苦,微寒	清肺养阴,益胃生津,清心除烦	咳嗽吐血,舌干口渴,心烦失眠
	百合	甘,微寒	润肺止咳,清心安神	肺热咳嗽,失眠多梦
	鳖甲	咸,寒	滋阴潜阳,软坚散结	热病后期,痉厥,骨蒸劳热,闭经
补阳药	鹿茸	甘、咸,温	补肾阳,益精血,强筋骨	阳痿早泄,崩漏带下,小儿骨软
	巴戟天	辛、甘,微温	补肾助阳,祛风除湿	阳痿,尿频,腰膝疼痛
	肉苁蓉	甘、咸,温	补肾助阳,润肠通便	阳痿,不孕,肠燥便秘
	杜仲	甘,温	补肝肾,强筋骨,安胎	腰痛脚弱,胎动不安

二、常用中成药

表5-15 解表类中成药

名 称	功 效	主 治
感冒清热颗粒	疏散风寒,解表清热	风寒感冒之头痛、发热、咳嗽咽干
正柴胡饮颗粒	发散风寒,解热止痛	风寒初起
九味羌活丸	疏风解表,散寒除湿	外感风寒夹湿
银翘解毒丸(片)	疏风解表,清热解毒	风热感冒
感冒退热颗粒	清热解毒,疏风解表	外感风热,热毒壅盛
羚羊感冒片	清热解表	流行性感冒
桑菊感冒片	疏风清热,宣肺止咳	风热感冒初起
玉屏风散颗粒	益气,固表,止汗	表虚不固,体虚易感风邪
双黄连口服液	清热解毒,疏风解表	外感风热所致发热、咳嗽、咽喉肿痛
银黄口服液	清热疏风,利咽解毒	风热外感
清热解毒颗粒	清热解毒,泻火养阴	风热感冒
抗病毒口服液	清热祛湿,凉血解毒	风热感冒,温病发热
小儿退热口服液	疏风解表,解毒利咽	风热感冒
维C银翘片	疏风解表,清热解毒	流行性感冒发热、咳嗽、咽喉疼痛
儿童清肺口服液	清肺解表,化痰止嗽	风寒外束,肺经痰热
小儿止咳糖浆	润肺清热,止嗽化痰	风热感冒,咳嗽

表5-16 清热类中成药

名 称	功 效	主 治
牛黄解毒片	清热泻火	火热内盛,咽喉肿痛,牙龈肿痛,口舌生疮
黄连上清丸	散风清热,泻火止痛	风热上攻,肺胃热盛
双黄连口服液	疏风解表,清热解毒	风热感冒
板蓝根颗粒	清热解毒,凉血利咽	肺胃热盛,扁桃体炎,腮腺炎
抗病毒颗粒	清热解毒	病毒性感冒
复方黄连素片	清热燥湿,行气止痛,止痢止泻	大肠湿热,痢疾

表5-17 祛湿类中成药

名 称	功 效	主 治
排石颗粒	清热利水,通淋排石	下焦湿热,石淋
石淋通片	清热利尿,通淋排石	湿热下注,淋沥涩痛,尿路结石,肾盂肾炎
痹克颗粒	清热除湿,活血止痛	痹病湿热痹阻,瘀血阻络之关节疼痛
八正合剂	清热,利尿,通淋	湿热下注,小便短赤、淋沥涩痛
复方金钱草颗粒	清热祛湿,利尿排石	湿热下注,泌尿系结石,尿路感染
藿香正气水	解表化湿,理气和中	胸膈痞闷,脘腹胀痛,呕吐泄泻

续表

名 称	功 效	主 治
大黄利胆胶囊	清热利湿,解毒退黄	肝胆湿热之胁痛、口苦、食欲不振
肠炎宁片	清热利湿,行气	大肠湿热之泄泻
白带丸	清热,除湿,止带	湿热下注之带下
三金片	清热解毒,利湿通淋	下焦湿热之小便短赤,淋沥涩痛
千金止带丸	健脾补肾,调经止带	脾肾两虚之带下

表5-18 治燥类中成药

名 称	功 效	主 治
清燥润肺合剂	清燥润肺	燥气伤肺之干咳无痰、气逆而喘
枇杷止咳糖浆	清肺润燥,止咳化痰	肺热燥咳,痰少咽干
复方鲜石斛颗粒	滋阴养胃,生津止渴	胃阴不足所致口干咽燥、饥不欲食、烦渴
川贝清肺糖浆	清肺润燥,止咳化痰	干咳,咽干咽痛
川贝梨糖浆	养阴润肺	肺热燥咳,阴虚久咳
雪梨膏	清肺热,润燥止咳	干咳,久咳
止咳梨糖浆	润肺,化痰,止咳	肺燥咳嗽,干咳痰少,咯痰不爽
养阴清肺合剂	养阴润肺,清热利咽	咽喉干燥疼痛,干咳、少痰或无痰

表5-19 温里类中成药

名 称	功 效	主 治
附子理中丸	温中健脾	脾胃虚寒,脘腹冷痛,呕吐泄泻,手足不温
香砂养胃丸	温中和胃	不思饮食,呕吐酸水,胃脘满闷,四肢倦怠
良附丸	温胃理气	寒凝气滞,脘痛吐酸,胸腹胀满
温胃舒胶囊	温胃养胃,行气止痛,助阳暖中	脾胃虚寒所致的胃痛
小建中颗粒	温中补虚,缓急止痛	脾胃虚寒,脘腹疼痛,喜温喜按,嘈杂吞酸
桂附理中丸	补肾助阳,温中健脾	肾阳衰弱,脾胃虚寒,脘腹冷痛
黄芪健中丸	补气散寒,健胃和中	脾胃虚寒所致的恶寒腹痛,身体虚弱

表5-20 泻下类中成药

名 称	功 效	主 治
复方芦荟胶囊	调肝益肾,清热润肠	心肝火盛,大便秘结
当归龙荟丸	泻火通便	肝胆火旺之便秘
复方牛黄清胃丸	清热通便	胃火所致大便秘结,口舌生疮
新清宁胶囊	泻火通便,清热解毒	实热内蕴之便秘
麻仁润肠丸	润肠通便	肠胃积热,胸腹胀满,大便秘结
麻仁滋脾丸	润肠通便	年老久病虚弱、阴虚津亏之便秘
通便灵胶囊	润肠通便	阴虚便秘

表5-21 消食类中成药

名 称	功 效	主 治
保和丸	消食,导滞,和胃	食积停滞
枳实导滞丸	消积导滞,清利湿热	饮食积滞,湿热内阻
健脾丸	健脾开胃	脾胃不和,脘腹胀满,食少便溏
山楂丸	健脾助消化	食积内停所致的消化不良、脘腹胀闷
健胃消食片	健胃消食	脾胃虚弱之食积
香砂养胃丸	温中和胃	不思饮食,胃脘满闷或泛吐酸水
肥儿丸	健胃消积,驱虫	小儿消化不良,虫积腹痛,食少腹胀
复方鸡内金片	健脾开胃,消食化积	食积胀满,饮食停滞,呕吐泄泻
烂积丸	消积,化滞,驱虫	食滞积聚,胸满,痞闷,腹胀坚硬
小儿健胃消食片	消食化滞,健胃和脾	脾胃不和之食积
健儿消食口服液	健脾益胃,理气消食	脾虚食积
小儿化食口服液	消食化滞,泻火通便	胃热停食,脘腹胀满,大便干结

表5-22 和解类中成药

名 称	功 效	主 治
小柴胡颗粒	解表散热,疏肝和胃	外感病邪犯少阳,寒热往来
逍遥丸	疏肝健脾,养血调经	肝气不舒,胸胁胀痛,头晕目眩,月经不调
加味逍遥丸	疏肝清热,健脾养血	两胁胀痛,心烦易怒,倦怠食少,月经不调
柴胡疏肝丸	疏肝理气,消胀止痛	肝气不舒,胸胁痞闷,食滞不消
护肝片	疏肝理气,健脾消食	慢性肝炎及早期肝硬化
香附丸	疏肝健脾,养血调经	肝郁脾虚,月经不调
丹栀逍遥丸	疏肝解郁,清热调经	肝郁化火,胸胁胀痛,月经不调
舒肝和胃口服液	疏肝解郁,和胃止痛	两胁胀满,食欲不振,胃脘疼痛,大便不调
肝复乐片	健脾理气,化瘀软坚	胁肋疼痛,食少纳呆,脘腹胀满

表5-23 化痰类中成药

名 称	功 效	主 治
半夏露糖浆	止咳化痰	咳嗽多痰,支气管炎
杏仁止咳糖浆	止咳化痰	痰浊阻肺,咳嗽痰多
蛇胆川贝口服液	清肺,止咳,除痰	肺热咳嗽
蛇胆川贝枇杷膏	清肺止咳,祛痰定喘	咳嗽咯痰,胸闷气喘,鼻燥,咽干喉痒
养阴清肺丸	养阴润燥,清肺利咽	阴虚肺燥,咽喉燥痛,干咳少痰
桂龙咳喘宁胶囊	止咳化痰,降气平喘	外感风寒,痰湿阻肺

表5-24 理气类中成药

名　　称	功　　效	主　　治
气滞胃疼颗粒	疏肝理气,和胃止痛	肝郁气滞之胃痛
越鞠丸	理气解郁,宽中除满	气滞型胃脘痛
木香顺气丸	行气化湿,健脾和胃	肝气犯胃,胃痛走窜
元胡止痛片	理气活血止痛	气滞血瘀之胃痛、胁痛、头痛及痛经
三九胃泰颗粒	消炎止痛,理气健胃	浅表性胃炎,糜烂性胃炎
香砂养胃丸	理气和中,健脾益胃	脾胃虚弱,消化不良

表5-25 理血类中成药

名　　称	功　　效	主　　治
复方丹参片	活血化瘀,理气止痛	气滞血瘀,胸痹,冠心病,心绞痛
血府逐瘀丸	活血祛瘀,行气止痛	瘀血内阻之头痛、胸痛
麝香保心丸	芳香温通,益气强心	气滞血瘀之胸痹
冠心苏合丸	理气,宽胸,止痛	寒凝气滞,心脉不通,胸痹
速效救心丸	行气活血,祛瘀止痛	气滞血瘀,冠心病,心绞痛
地奥心血康胶囊	活血化瘀,行气止痛	冠心病,心绞痛,瘀血内阻胸痹
通心络胶囊	益气活血,通络止痛	心气虚乏,血瘀阻络,冠心病
槐角丸	清肠疏风,凉血止血	血热肠风便血
三七胶囊	散瘀止血,消肿止痛	外伤出血,跌仆肿痛
七厘散	活血散瘀,消肿止血,定痛	跌打损伤,痹证,急性腰扭伤,慢性腰痛
心脉通片	活血化瘀,通脉养心,降压降脂	高血压,高血脂
再造丸	活血化瘀,化痰通络,行气止痛	中风后遗症
妇女痛经丸	活血散寒,调经止痛	寒凝血滞,经来腹痛
桂枝茯苓丸	活血化瘀,缓消癥块	妇人小腹宿有包块,腹痛拒按
益母草膏(冲剂)	活血调经	气血不和引起的妇科病证
云南白药膏	活血散瘀,消肿止痛,祛风除湿	外伤肿痛
舒筋活血丸	舒筋通络,活血止痛	闪腰岔气
调经丸	理气和血,调经止痛	气郁血滞之月经不调
七制香附丸	开郁顺气,调经养血	气滞经闭
调经止痛片	补气活血,调经止痛	月经后期
妇科千金片	清热除湿,益气化瘀	湿热郁阻,月经不调
八珍益母丸	益气养血,活血调经	气血两虚兼血瘀
乌鸡白凤丸	补气养血,调经止带	气血两虚之月经不调
乳癖消	软坚散结,活血消痛	气滞血瘀所致乳癖,乳腺增生

表5-26　补益类中成药

名　　称	功　　效	主　　治
补中益气丸	补中益气,升阳举陷	脾胃虚弱,中气下陷
参芪片	补益元气	气虚体弱,四肢无力
当归补血口服液	补气益血	气血两虚证
归脾丸	益气健脾,养血安神	心脾两虚证
十全大补膏(丸)	温补气血	气血不足证
六味地黄丸	滋阴补肾	肾虚亏损,消渴
知柏地黄丸	滋阴降火	阴虚火旺证
大补阴丸	滋阴降火	阴虚火旺,咯血,耳鸣
麦味地黄丸	滋肾养肺	肺肾阴亏证
杞菊地黄丸	滋肾养肝	肝肾阴亏证
金匮肾气丸	温补肾阳,化气行水	肾阳不足证
消渴丸	滋肾养阴,益气生津	气阴两虚,消渴症
龙牡壮骨颗粒	强筋壮骨,健脾和胃	治疗和预防小儿佝偻病、软骨病

表5-27　安神类中成药

名　　称	功　　效	主　　治
天王补心丸	滋阴养血,补心安神	心阴不足之失眠
柏子养心丸	补气,养血,安神	心气虚寒,失眠
养血安神丸	养血安神	失眠多梦,心悸头晕
安神补脑液	生精补髓,益气养血,强脑安神	肾精不足,气血两亏
安神补心丸	养心安神	心血不足,虚火内扰
解郁安神颗粒	疏肝解郁,安神定志	情志不舒,肝郁气滞
朱砂安神丸	清心养血,镇惊安神	胸中烦热,心烦,失眠

表5-28　开窍类中成药

名　　称	功　　效	主　　治
清开灵颗粒	清热解毒,镇静安神	外感风热火毒证
紫雪散	清热开窍,止痉安神	热入心包,肝风内动
牛黄清心丸	清心化痰,镇惊祛风	神志混乱,言语不清,痰涎壅盛,头晕目眩
苏合香丸	芳香开窍,行气止痛	中风,中暑,痰厥昏迷
礞石滚痰丸	逐痰降火	痰火扰心,便秘

表5-29 治风类中成药

方剂名称	功 效	主 治
川芎茶调散	疏风止痛	外感风邪头痛
正天丸	疏风活血,通络止痛	外感风邪,瘀血阻络
通天口服液	活血化瘀,祛风止痛	瘀血阻滞,风邪上扰
大活络丸	祛风止痛,祛湿豁痰,舒筋活络	缺血性中风,风湿痹证
天麻钩藤颗粒	平肝息风,清热安神	肝阳上亢头痛
牛黄降压片	清心化痰,平肝安神	心肝火旺,痰热壅盛
脑立清丸	平肝潜阳,醒脑安神	肝阳上亢证
脑血栓片	活血化瘀,醒脑通络,潜阳息风	瘀血阻络,肝阳上亢
华佗再造丸	活血化瘀,化痰通络,行气止痛	痰瘀阻络中风
天麻头痛片	养血祛风,散寒止痛	风寒头疼,血瘀头痛
仙灵骨葆胶囊	滋补肝肾,活血通络,强筋壮骨	肝肾不足,瘀血阻络
独活寄生丸	养血舒筋,祛风除湿	风寒湿痹证
天麻片	祛风除湿,通络止痛,补益肝肾	风湿瘀阻,肝肾不足
牵正散	祛风化痰止痉	风中经络,口眼㖞斜

第三节 用药护理

一、内服药的护理

(一)解表药的用法与护理

1. 解表药多含挥发油,其性升散,煎煮时不宜久煎。

2. 不可过量发汗,以防耗伤正气,应中病即止。

3. 避免汗出当风,以防病情加重。饮食应清淡、易消化食物,多饮开水。

4. 麻黄发散力强,凡表虚自汗、阴虚盗汗及虚喘均当慎用。

(二)清热药的用法与护理

1. 清热药多为苦寒之品,过用易伤阳气。苦寒伤胃,性燥伤阴,应中病即止,不可久服。脾胃虚弱、食少泄泻、阴虚体弱、阴津亏虚者慎用。

2. 饮食宜清淡,忌辛辣、油腻之品。

3. 病室宜通风,热病高热不退者配合物理降温。对传染病病人,要隔离消毒。

4. 严密观察发热程度、出汗情况、神志改变、有无出血等,详细记录体温、呼吸、脉搏、血压等生命体征。

(三)泻下药的用法与护理

1. 攻下药和峻下逐水药峻烈力猛,奏效迅速,但容易损伤正气,要得泻即止,不可过服久服。年老体弱及妇女胎前产后、月经期等均应慎用。

2. 峻下逐水药能引起剧烈的腹泻,且能利尿,多有毒性,在用量、用法、禁忌上必须严格掌握,以保证用药安全。

3. 泻下后应注意饮食调养,不可过早进食肥甘油腻、辛辣、坚硬的食品。

(四) 祛湿药的用法与护理

1. 本类药物性多温燥,易耗气伤阴,故气虚或阴虚血燥者均慎用。

2. 气味芳香,富含挥发油,入汤剂不宜久煎,一般 10 ~ 15 分钟即可,以免影响药效。

(五) 温里药的用法与护理

1. 温里药其性多燥烈,容易伤津耗液,当中病即止;对于热病、津伤、阴虚证要禁用,对于孕妇要慎用。

2. 对于患有里寒证者用温里药的同时护理上要多加保暖以防复感外寒。

3. 服用温里药宜温热服药,同时饮食上多宜温补膳食,能够加强药物的温中散寒作用,所以要忌食生冷、油腻食品。

(六) 理气药的用法及护理

1. 理气药辛散温燥,易耗气伤阴,宜中病即止。阴虚、气虚者慎用。

2. 本类药物多辛温芳香,部分药品宜入丸散剂。入汤剂宜后下。

3. 饮食宜温通,以助药力,忌生冷瓜果,以免影响药效。

4. 引起气滞的原因很多,要针对病情,根据药物的特性做适当的选择和配伍。

(七) 消导药的用法与护理

1. 消导药宜饭后服用。

2. 消导药虽药性缓和,但毕竟属攻伐之剂,故纯虚无实者,不宜使用。

3. 饮食护理以平补为宜,忌生冷、肥甘厚味,应少食多餐,宜甘平清淡。

4. 适当配伍理气药行气宽中,促进消化;脾虚不运者,应配合补益脾胃药。

(八) 止血药的用法及护理

1. 使用凉血止血及收敛止血药,应注意有无瘀血之证,以免产生留瘀之弊。若出血过多而致气虚欲脱,应与大补元气药配伍,以益气固脱。

2. 止血药宜炒炭用,炒后其性苦涩,可加强止血之效。

3. 注意观察出血的部位、数量、颜色、次数,定期测量并记录血压、脉搏、呼吸等,如有变化,及时报告。大出血时,及时采取抢救措施。

4. 饮食应富于营养,易于消化,忌辛辣刺激性食物和饮料,禁烟、酒。呕血病人,应禁食 8 ~ 24 小时。

5. 瘀血未尽,不能单纯止血,应配伍活血化瘀药,使止血无留瘀之弊。

(九) 活血化瘀药的用法及护理

1. 本类药多辛、苦,善于走散,易耗血动血,妇女月经过多或血虚无瘀者,以及孕妇忌用。

2. 破血逐瘀类药物,入丸散剂为宜。如内服应严格掌握剂量,中病即止;如用于治疗肿瘤,可长期不间断服药,并定期检查肝、肾功能,以防损伤肝、肾。

3. 运用本类药物治疗肿瘤,要注意病人疼痛的过程及肿块的大小、软硬度的变化,对于疼痛严重的病人,要认真观察病情变化,并做好精神抚慰工作。

4. 活血祛瘀类药物宜饭后服,忌食油腻、辛辣之品。

5. 气行则血行,为加强活血祛瘀功效,多配伍行气药运用。

（十）化痰止咳平喘药的用法与护理

1. 咳喘症有寒热虚实的不同，临证需详细辨证应用，选用恰当的药物。

2. 本类部分药物具有毒性，如半夏、南星，内服剂量要准确，不宜过大。

3. 祛痰药宜在饭后服用，平喘药宜在哮喘发作前 1~2 小时服用；治疗咽喉疾病宜分多次频服，缓慢咽下，使药液与病变部位充分接触，提高疗效。

4. 病人宜多饮水，少食油腻，禁食生冷及辛辣刺激性食物。

（十一）平肝息风药的用法与护理

1. 平肝息风药多为介壳、矿石、昆虫等，介壳类和矿石类药在煎煮时需打碎、先煎；昆虫类药物宜研末冲服。有些药物的药性峻猛，服用时不可剂量过大，以防伤及正气。

2. 对于肝风内动之证应辨清虚实寒热。脾虚慢惊风者不宜用寒凉性药物，阴虚血亏者应忌用温燥性药物。

3. 惊痫抽搐、神志不清的病人，首先应在护理上注意保持呼吸道通畅，及时排痰，取下口腔假牙，清除异物，严密观察生命体征的变化。

4. 平肝息风药宜在饭后服用，服药后需安静卧床休息，避免情绪波动；注意补充水分；忌食辛热之品。

（十二）开窍药的用法及护理

1. 开窍药辛香走窜，为救急、治标之品，易耗伤正气，只能暂时使用，不可长期服用。

2. 服用方法是少量频服，一次大量服用，容易伤及正气。

3. 服用过程中注意观察体温、呼吸、脉搏等生命体征变化。昏迷病人服药同时需严格护理，时刻保持呼吸道通畅。

4. 此类药物多易挥发，内服多入丸剂，或散剂，温开水送服，不宜入煎剂。意识障碍者可用鼻饲法给药。

（十三）安神药的用法与护理

1. 安神药多以植物的种子、矿石、贝壳等入药。矿石类药物易伤脾胃，需与健脾养胃的药物配伍使用。入煎剂，需要打碎入药久煎。

2. 矿石类安神药不宜久服，中病即止，以防伤胃。

3. 安神药多在睡前 0.5~1 小时左右服用，以提高疗效。

4. 饮食宜清淡，少食辛辣、油腻、肥甘食品；忌饮浓茶、咖啡、烈酒。

（十四）补益药的用法及护理

1. 服用补益药须辨识清楚气血阴阳之不同，不可见虚盲补。

2. 补益药适合饭前空腹服用，有利于有效成分的吸收。

3. 服药的同时饮食应富于营养，易于消化，忌辛辣刺激性食物。

4. 对于具有虚实相间的病人不可单用补益药物，以防留邪不去，加重病情，宜攻补兼施。对脾胃虚弱者，宜同时配伍健运脾胃的药物，以达到更好的治疗效果。

5. 虚证多病久，须长期服药，可制作丸、散剂以便于服用和携带。

（十五）收涩药的用法及护理

1. 收涩药有敛邪之弊，对实邪未尽、表邪未祛，内有痰浊、湿热、积滞者不宜服用或慎用。

2. 饮食宜清淡，忌食生冷、寒凉食物。

3. 本类药物重在治标，为应急之品，常用于脱证之急救，病势一旦控制应即刻停用。

二、外用药的护理

(一) 膏药的用法及护理

膏药古称薄贴,又称硬膏,是以膏药敷贴治疗疾病的一种外治法。用于治疗外科痈疡疖肿,已成脓未溃,或已溃脓毒未尽和瘰疬、痰核、风湿、跌打损伤等病证。贴膏药前,先清洁患部皮肤,剃去患部毛发。根据病灶的范围,选择大小合适的膏药,剪去膏药四角,并在边缘剪些小裂口。将膏药加热软化,贴敷患处。膏药一般 1 日换 1 次。厚型膏药可 3 ~ 5 天换一次。

(二) 中药熏洗疗法及护理

中药熏洗疗法是将药物煎汤或用开水冲泡后,趁热进行全身或局部的浸泡、淋洗、熏蒸、湿敷。用于跌打损伤、肢体关节疼痛和活动不利,以及各类皮肤疾患等。熏洗要求室温调至 20 ~ 22℃,可先熏后洗,熏洗过程中注意水温及病人的情况,出现异常即停止熏洗,同时向医生报告。

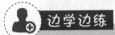

边学边练

实训 4 中药熏洗法操作护理

(三) 中药贴敷疗法及护理

中药贴敷疗法是应用中药磨粉成散剂,加入赋形剂如酒、醋、姜汁等调成糊状或丸状敷涂于穴位上的治病方法。临床常用于冬病夏治,如哮喘、慢性支气管炎、过敏性鼻炎,风湿性关节炎等慢性病。用 75%的酒精或 0.5% ~ 1% 碘伏棉球或棉签在贴敷部位消毒,将已制备好的药物直接贴压于穴位上,然后外覆医用胶布固定;或先将药物置于药贴正中,再对准穴位粘贴。约 40 ~ 60 分钟后,协助病人取下胶布或药贴,清洁并擦干皮肤,同时进行必要的健康教育。

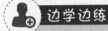

边学边练

实训 5 中药贴敷法操作护理

(四) 中药灌肠疗法及护理

准备好灌肠必备物品,令病人排尽大便。用注射器抽取备好的药液,温度为 39 ~ 41℃。对敏感的病人可用粗的导尿管代替肛管,让药液在肠道内多保留一段时间,每次药量一般不超过 200ml。多用于慢性结肠炎、慢性痢疾、慢性盆腔炎、高热不退等。排便后要注意观察泻下物的质、量、色、味及次数,若有异常,应及时送检,并作记录和报告。

(五) 中药离子导入法及护理

选好药物,用水煎、蒸馏水或酒精浸泡溶解,配制成 2% ~ 5% 的药液。将浸药的衬垫拧至不滴水,放在患处,贴紧皮肤。准备好后把塑料薄膜放在电极板上,用沙包和绷带固定。将直流感应电疗机和电位器输出端调到 0 位,接通电源后,缓缓调到预定的电流强度。每次治疗时间一般为 15 ~ 20 分钟,儿童不超过 15 分钟。多用于风寒湿痹、骨质增生、关节肿瘤、神经炎、神经痛、盆腔炎等。治疗前,先告诉病人在治疗时的感觉,治疗时嘱病人不要移动体位。治疗过程中,要随时观察病人反应和机器运行情况。

(六) 中药熨敷疗法的护理

将所需药物炒热或蒸热后装入布袋,温度为 60 ~ 70℃,置于患处(事先可涂少量凡士林或薄荷油),可左右上下移动。熨敷时间为 30 ~ 60 分钟。药冷后,可再蒸炒反复利用。多用于虚寒脘腹疼痛、呕吐、泄泻,跌打损伤,风寒痹证,注射引起的局部肿块等。阳证、热证不宜使用药物熨敷疗法治疗。

(朱文慧 杨永庆)

自测题

1. 为防止发生化学变化,影响疗效,煎药用具**不宜**选
   A. 砂锅　　　B. 瓦罐　　　C. 搪瓷罐　　　D. 铁锅　　　E. 玻璃锅

2. 中药的四气为
   A. 四种气味　　　　　　　　　　B. 寒凉药能散寒助阳
   C. 中药的寒热温凉四种药性　　　D. 辛咸甘苦四种味道
   E. 温热药能清热解毒

3. 下列药物应先煎的是
   A. 附子　　　B. 藿香　　　C. 鹿茸　　　D. 阿胶　　　E. 龙骨

4. 以根、茎、种子类为主的汤剂,煎煮前需浸泡的时间是
   A. 10～15 分钟　　　　　B. 15～20 分钟　　　　　C. 20～30 分钟
   D. 30～45 分钟　　　　　E. 60 分钟

5. 服用驱虫药的适宜时间是
   A. 睡前　　　　　　　　B. 饭后　　　　　　　　C. 午后
   D. 清晨空腹时　　　　　E. 不拘时间服用

6. 在一个方剂中不可缺少的药物是
   A. 君药　　　B. 臣药　　　C. 佐药　　　D. 使药　　　E. 引经药

7. 半夏的化痰作用主要为
   A. 温化痰饮　　　　　　B. 温肺化痰　　　　　　C. 燥湿化痰
   D. 清热化痰　　　　　　E. 润燥化痰

8. 羚角钩藤汤中钩藤应
   A. 先煎　　　B. 后下　　　C. 泡服　　　D. 包煎　　　E. 另煎

9. 下列药物中,应溶化后再服的是
   A. 生石膏　　　B. 青黛　　　C. 鹿茸　　　D. 鹿角胶　　　E. 琥珀

10. 以花、叶、草类为主的汤剂,煎煮前需浸泡的时间是
    A. 5～10 分钟　　　　　B. 10～15 分钟　　　　　C. 15～20 分钟
    D. 20～30 分钟　　　　　E. 30～45 分钟

11. 具有发汗解表、宣肺平喘、利水消肿作用的药是
    A. 桂枝　　　B. 麻黄　　　C. 香薷　　　D. 紫苏　　　E. 荆芥

12. 服用润肠通便药的适宜时间是
    A. 晚上睡前　　　　　　B. 饭后　　　　　　　　C. 饭前
    D. 不拘时间服用　　　　E. 早、中、晚各服一次

13. 下列药物中应包煎的是
    A. 附子　　　B. 藿香　　　C. 鹿茸　　　D. 滑石　　　E. 砂仁

14. 芒硝的煎煮方法为
    A. 先煎　　　B. 后下　　　C. 烊化　　　D. 冲服　　　E. 包煎

15. 下列药物中**不应**热服的是
    A. 理气　　　B. 活血　　　C. 止血　　　D. 化痰　　　E. 补益

16. 下列药物中**不宜**凉服的是

A. 收敛　　B. 清热　　C. 解毒　　D. 止血　　E. 补益

17. 服用行气利湿药的适宜时间是
    A. 睡前　　B. 饭后　　C. 午后　　D. 清晨　　E. 不拘时间服用

18. 人参的煎煮方法为
    A. 先煎　　B. 后下　　C. 烊化　　D. 另炖　　E. 包煎

19. 用治湿滞中焦及外感风寒表证宜选
    A. 紫苏　　B. 生姜　　C. 厚朴　　D. 藿香　　E. 防己

20. 煎煮青黛时,应采用下列特殊煎煮法中的
    A. 先煎　　B. 后下　　C. 另煎　　D. 包煎　　E. 烊化

第六章 中医护理技术

学习目标

1. 具有解决中医临床常见护理问题的专业能力。
2. 掌握常用腧穴的定位及灸法、拔罐法、刮痧法、穴位按摩的操作及护理。
3. 熟悉灸法、拔罐法、刮痧法、穴位按摩的注意事项。
4. 了解腧穴的概念、分类和应用,耳针刺法及耳穴压豆。

第一节 腧 穴

"腧",转输、输注,"穴",孔隙、孔穴。腧穴是穴位的统称,是人体脏腑经络之气输注于体表的特殊部位,既是疾病的反应点,又是针灸和推拿的施术部位。

一、腧穴的分类和作用

(一)腧穴的分类

1. 十四经穴 简称"经穴",指分布在十二经脉和任、督二脉上的腧穴,共 361 个穴名,670 个穴位。其特点是具有固定的穴名、穴位、归经,是腧穴的主要部分。

2. 经外奇穴 又称"奇穴""经外穴",指有穴位、穴名,但尚未列入十四经脉系统的腧穴。这些穴位对某些病证有特异性治疗作用。如太阳穴、四缝穴等。

3. 阿是穴 指没有穴名和穴位,而是以压痛点或其他与病痛有关的反应点作为针灸施术部位的腧穴。

(二)腧穴的作用

腧穴作为脏腑经络气血转输出入的特殊部位,其作用与脏腑、经络有着密切关系,主要体现在诊断和治疗两方面。

1. 诊断作用 腧穴具有反映病症、协助诊断的作用。

知识窗

腧穴与经络的关系

腧穴与经络的关系十分密切。一般来说,腧穴归于经络,经络属于脏腑,故腧穴与脏腑脉气相通。孙思邈在《千金翼方》中指出:"凡孔穴者,是经络所行往来处,引气远入抽病也。"说明如果在体表的穴位上施以针或灸,就能够调整经络的气血虚实从而治疗疾病。

2. 治疗作用 腧穴具有接受刺激、防治疾病的作用。

（1）近治作用：指所有腧穴能主治所在部位和邻近组织器官的病证，即"腧穴所在，主治所能"，如睛明、攒竹治疗眼部病证和前额痛。

（2）远治作用：指十二经脉肘膝以下的腧穴，不仅可以治疗局部病证，还可以治疗本经循行所及远端部位脏腑、组织、器官的病证，即"经脉所过，主治所及"。如足三里穴，不仅能治疗下肢病证，还能调整消化系统的功能。

（3）特殊作用：指某些穴位，对机体不同状态可以起到双向的调节作用或具有特殊的治疗作用。如天枢穴，便秘时针刺能通导大便，泄泻时针刺能止泻；定喘穴平喘，至阴穴矫正胎位等。

二、腧穴的定位方法

（一）体表解剖标志定位法

1. 固定标志 不受活动影响的标志，如骨节、肌肉形成的突起或凹陷，五官轮廓、发际、指（趾）甲、乳头、脐窝等。如脐中旁开 2 寸取天枢。

2. 活动标志 受活动影响的标志，主要是关节、肌肉、肌腱、皮肤随活动而出现的空隙、凹陷、皱纹、尖端等。如张口取听宫，屈肘90°取曲池等。

（二）骨度折量定位法

指将体表某些相距最近的、明显的标志间的距离规定多少等分，每一等分为 1 寸，用以量取腧穴（表 6-1 和图 6-1）。

表6-1 常用骨度分寸表

	起止点	折量寸	度量法	说 明
头面部	前发际至后发际	12	直	用于确认头部经穴的纵向距离
	前额两发角之间	9	横	用于确定头前部经穴的横向距离
	耳后与两乳突之间	9	横	用于确定头后部经穴的横向距离
胸腹部	胸剑联合中点至脐中	8	直	用于确定上腹部经穴的纵向距离
	脐中至耻骨联合上缘	5	直	用于确定下腹部经穴的纵向距离
	两乳头之间	8	横	用于确定胸腹部经穴的横向距离
腰背部	第一胸椎至骶尾联合	21	直	用于确定腰背部经穴的纵向距离
	肩胛内缘至后正中线	3	横	用于确定腰背部经穴的横向距离
上肢部	腋前皱襞至肘横纹	9	直	用于确定上臂部经穴的纵向距离
	肘横纹至腕横纹	12	直	用于确定前臂部经穴的纵向距离
下肢部	耻骨联合上缘至股骨内上髁上缘	18	直	用于确定下肢内侧足三阴经穴的纵向距离
	膝中至外踝尖	16	直	用于足三阳经腧穴的量取

（三）指寸定位法

指依据病人本人手指所规定的分寸量取腧穴的定位方法，也称手指同身寸取穴法、手指比量法。常用的指寸定位法有以下 3 种（图 6-2）。

1. 中指同身寸 拇指、中指屈曲成环形，以中指中节桡侧两端纹头之间的距离为 1 寸。

2. 拇指同身寸 拇指的指间关节的宽度作为 1 寸。

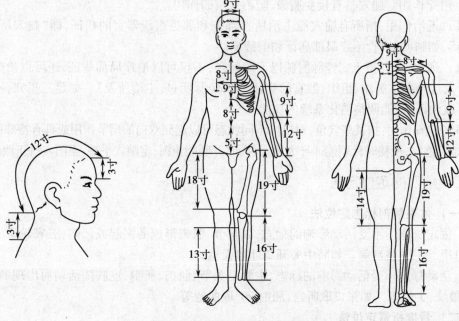

图 6-1　常用骨度分寸示意图

3. 横指同身寸（一夫法）　将示指、中指并拢，以中指中节横纹为准其宽度为 1.5 寸；示指、中指、无名指、小指并拢，以中指中节横纹为准，其四指的宽度为 3 寸。

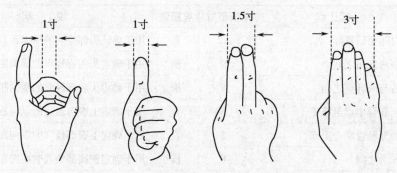

图 6-2　指寸图

（四）简便取穴法

临床上一种简便易行的取穴方法。如立正姿势垂手，中指指端所对之处取风市穴；两手虎口自然平直交叉，在示指尖下取列缺。

三、常用腧穴

（一）十四经穴

1. 手太阴肺经（图 6-3）

（1）尺泽

定位：微屈肘，在肘横纹中，肱二头肌肌腱桡侧凹陷处。

主治：咳嗽、气喘、咯血、潮热、咽喉肿痛、胸部胀满、肘臂挛痛等。

（2）列缺

定位:在前臂桡侧缘,桡骨茎突上方,腕横纹上1.5寸。

主治:咳嗽、气喘、咽喉肿痛、半身不遂、口眼㖞斜、颈强痛、牙痛。

(3)少商

定位:在拇指末节桡侧,距指甲角0.1寸。

主治:咽喉肿痛、中风昏迷、小儿惊风、癫狂、咳嗽、鼻衄。

2. 手阳明大肠经(图6-4)

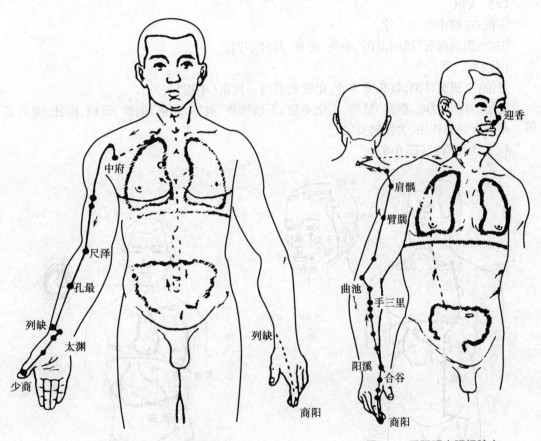

图6-3 手太阴肺经腧穴   图6-4 手阳明大肠经腧穴

(1)合谷

定位:在手背,第1、2掌骨之间,约第2掌骨桡侧的中点处。

主治:头痛、齿痛、目赤肿痛、咽喉肿痛、失音、口眼㖞斜、半身不遂、疟腮、疔疮、经闭、腹痛、牙关紧闭、小儿惊风。

(2)曲池

定位:屈肘呈90°,在肘横纹桡侧端凹陷处。

主治:发热、呕吐、腹泻、头痛、眩晕、咽喉肿痛、上肢麻木、肩臂疼痛等。

(3)迎香

定位:在鼻翼外侧中点处,当鼻唇沟上。

主治:鼻塞、鼻衄、口眼㖞斜、面瘫。

3. 足阳明胃经(图6-5)

（1）地仓

定位：在面部，口角外侧，瞳孔直下。

主治：面瘫、面肌挛急、流涎等。

（2）颊车

定位：在面颊部，下颌角前上方约 1 横指，当咀嚼时咬肌隆起处最高点。

主治：面瘫、牙痛、面肌挛急等。

（3）天枢

定位：在脐中旁开 2 寸。

主治：腹痛腹胀、肠鸣泄泻、痢疾、便秘、月经不调。

（4）足三里

定位：小腿前外侧，犊鼻下 3 寸，距胫骨前缘一横指（中指）。

主治：胃痛、呕吐、腹胀、肠鸣、消化不良、下肢痿痹、泄泻、便秘、痢疾、疳积、癫狂、虚劳羸弱。本穴有强壮作用，为保健要穴。

4. 足太阴脾经（图 6-6）

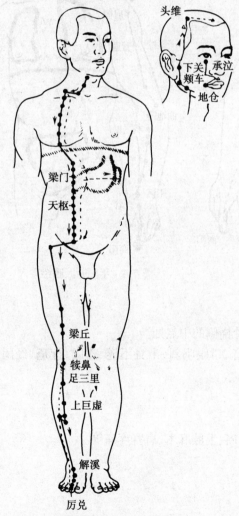

图 6-5　足阳明胃经腧穴

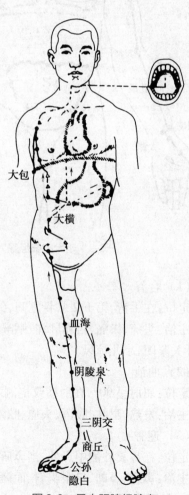

图 6-6　足太阴脾经腧穴

（1）三阴交

定位：在小腿内侧，当足内踝尖上 3 寸，胫骨内侧缘后方。

主治：肠鸣泄泻、腹胀、月经不调、崩漏、赤白带下、阴挺、经闭、痛经、难产、产后血晕、恶露不尽、遗精、阳痿、水肿、遗尿、足痿痹痛、脚气、不孕。

（2）阴陵泉

定位：在小腿内侧，当胫骨内侧髁下方凹陷处。

主治：腹胀、水肿、小便不利或失禁、遗精、膝痛、黄疸。

（3）血海

定位：屈膝，髌骨底内侧端上 2 寸，当股四头肌内侧头的隆起处。

主治：月经不调、痛经、经闭、崩漏、瘾疹、皮肤瘙痒、丹毒。

5. 手少阴心经（图 6-7）

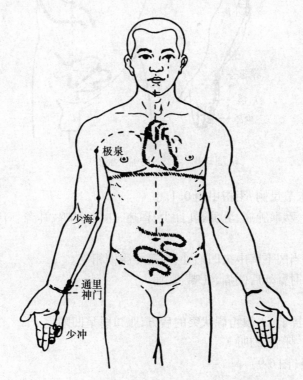

图 6-7　手少阴心经腧穴

（1）少海

定位：屈肘，在肘横纹内侧端与肱骨内上髁连线的中点处。

主治：心痛、臂麻酸痛、手颤、健忘、暴喑、肘臂屈伸不利、瘰疬、腋胁痛。

（2）神门

定位：在腕部，腕掌侧横纹尺侧端，尺侧腕屈肌腱的桡侧凹陷处。

主治：心痛、心烦、健忘失眠、惊悸怔忡、痴呆、癫狂、目赤胁痛、掌中热、呕血、吐血、心痛、眩晕、失音。

6. 手太阳小肠经（图 6-8）

（1）少泽

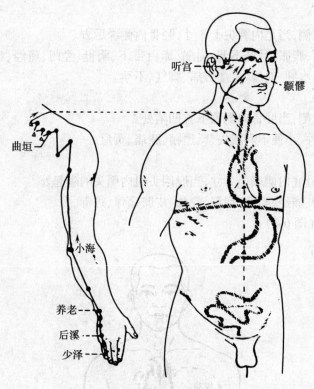

图6-8　手太阳小肠经腧穴

定位:在手小指末节尺侧,距指甲角0.1寸。

主治:头痛、目翳、咽喉肿痛、乳痈、乳汁少、昏迷、热病、耳鸣、耳聋、肩臂外后侧疼痛。

(2)天宗

定位:在肩胛部,当冈下窝中央凹陷处,与第4胸椎相平。

主治:肩胛疼痛,肘臂外后侧痛、气喘、乳痈。

(3)听宫

定位:在面部,耳屏前,下颌角髁状突的后方,张口时呈凹陷。

主治:耳鸣、耳聋、牙痛、幻听等。

7. 足太阳膀胱经(图6-9)

(1)睛明

定位:面部,目内眦角稍上方凹陷处。

主治:目赤肿痛、迎风流泪、目视不明、近视、夜盲、色盲、目翳。

(2)肺俞

定位:当第三胸椎棘突下,旁开1.5寸。

主治:咳嗽、气喘、咯血、鼻塞、骨蒸潮热、盗汗、皮肤瘙痒。

(3)肾俞

定位:第二腰椎棘突下,旁开1.5寸处。

主治:遗精、早泄、不孕、月经不调、带下、腰背疼痛、耳鸣、耳聋等。

(4)委中

定位:在腘横纹中点,股二头肌腱与半腱肌肌腱的中间。

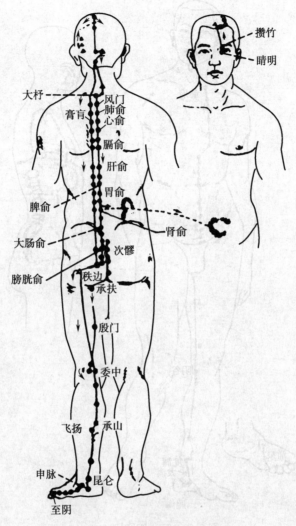

图6-9 足太阳膀胱经腧穴

主治:腰痛、下肢痿痹、中风昏迷、半身不遂、腹痛、呕吐、腹泻、小便不利、遗尿、丹毒。

(5) 承山

定位:在小腿后面,委中与昆仑之间,伸小腿或脚跟上提时腓肠肌肌腹下出现尖角凹陷处。

主治:腰背痛、小腿转筋、痔疮、便秘、腹痛、疝气。

(6) 至阴

定位:足小指末节外侧,距趾甲角0.1寸。

主治:头痛、鼻塞、鼻衄、目痛、胞衣不下、胎位不正、难产。

8. 足少阴肾经(图6-10)

(1) 涌泉

定位:在足底部,蜷足时足前部凹陷处,约当足底第2、3趾缝纹头端与足跟连线的前1/3与后2/3交点上。

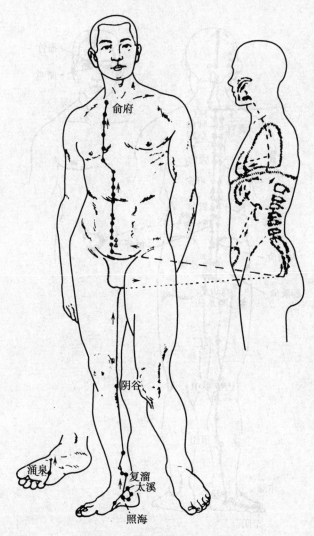

图6-10　足少阴肾经腧穴

主治:头痛、头晕、小便不利、便秘、小儿惊风、足心热、癫证、昏厥。

（2）太溪

定位:在足内侧,内踝后方,内踝尖与跟腱之间的凹陷处。

主治:头晕目眩、咽喉肿痛、齿痛、耳聋、耳鸣、气喘、胸痛咳血、消渴、月经不调、失眠、健忘、遗精、阳痿、小便频数、腰脊痛、下肢厥冷、内踝肿痛。

9.手厥阴心包经（图6-11）

（1）内关

定位:前臂掌侧,腕横纹上2寸,掌长肌腱与桡侧腕屈肌腱之间。

主治:心痛、心悸、胸闷、胸痛、胃痛、呕吐、呃逆、癫痫、热病、上肢痹痛、偏瘫、失眠、眩晕、偏头痛。

（2）劳宫

定位:在手掌心,第2、3掌骨之间偏于第3掌骨,握拳屈指时中指尖处。

主治:心痛、呕吐、癫狂痫、口疮、口臭。

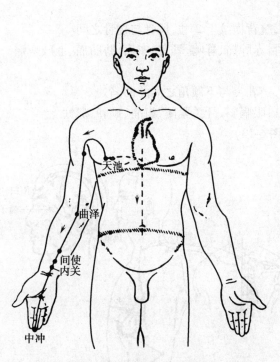

图 6-11　手厥阴心包经腧穴

10. 手少阳三焦经（图 6-12）

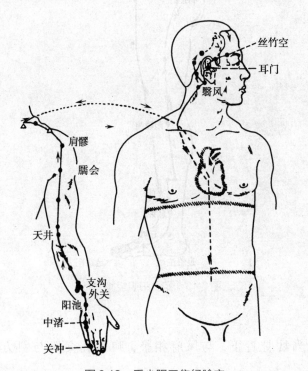

图 6-12　手少阳三焦经腧穴

（1）外关

定位：在前臂背侧，腕背横纹上 2 寸，尺骨与桡骨之间。

主治：热病、头痛、目赤肿痛、耳鸣、耳聋、瘰疬、胁肋痛、上肢痹痛。

（2）翳风

定位：在耳垂后方，当乳突与下颌角之间的凹陷处。

主治：耳鸣、耳聋、口眼㖞斜、牙关紧闭、齿痛、颊肿、瘰疬。

11. 足少阳胆经（图 6-13）。

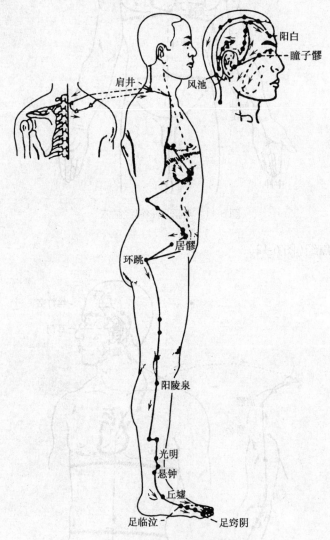

图 6-13　足少阳胆经腧穴

（1）风池

定位：在项部，当枕骨直下，与风府相平，胸锁乳突肌与斜方肌上端之间的凹陷处。

主治：头痛、眩晕、目赤肿痛、鼻渊、鼻衄、耳聋、耳鸣、颈项强痛、感冒、癫痫、中风、热病、疟疾、瘿气。

（2）肩井

定位:在肩上,前直乳中,当大椎与肩峰连线的中点。

主治:头项强痛、肩背疼痛、上肢不遂、难产、乳痈、乳汁不下、瘰疬。

（3）环跳

定位:在股外侧部,侧卧屈股,当股骨大转子最凸点与骶管裂孔连线的外 1/3 与中 1/3 交点处。

主治:腰胯疼痛、半身不遂、下肢痿痹。

（4）阳陵泉

定位:在小腿外侧,当腓骨头前下方凹陷处。

主治:胁痛、口苦、呕吐、半身不遂、下肢痿痹、脚气、黄疸、小儿惊风。

12. 足厥阴肝经(图 6-14)

太冲

定位:在足背,当第一、二跖骨结合部前的凹陷处。

主治:头痛、眩晕、目赤肿痛、失眠、健忘、黄疸、癫、狂、痫、惊风、月经不调、痛经、下肢痿痹等。

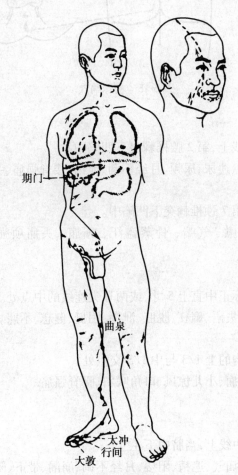

图 6-14　足厥阴肝经腧穴

13. 督脉(图6-15)

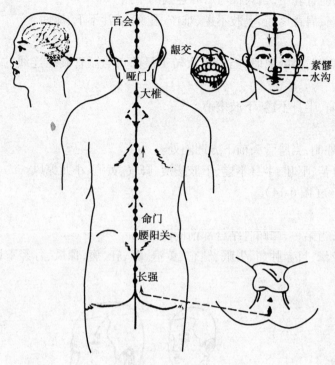

图6-15 督脉腧穴

(1) 命门

定位:在腰部,后正中线上,第2腰椎棘突下凹陷中。

主治:阳痿、遗精、带下、遗尿、尿频、月经不调、泄泻、腰脊强痛、手足逆冷。

(2) 大椎

定位:在后正中线上,第7颈椎棘突下凹陷中。

主治:热病、疟疾、咳嗽、气喘、骨蒸盗汗、癫痫、头痛项强、肩背痛、腰脊强痛、风疹。

(3) 百会

定位:在头部,当前发际正中直上5寸,或两耳尖连线的中点处。

主治:头痛、眩晕、中风失语、癫狂、脱肛、泄泻、阴挺、健忘、不寐。

(4) 水沟

定位:在面部,当人中沟的上1/3与中1/3交点处。

主治:昏迷、晕厥、癫狂痫、小儿惊风、口角㖞斜、腰脊强痛。

14. 任脉(图6-16)

(1) 中极

定位:在下腹部,前正中线上,当脐中下4寸。

主治:小便不利、遗尿、疝气、遗精、阳痿、月经不调、崩漏、带下、阴挺、不孕。

(2) 关元

定位:在下腹部,前正中线上,当脐中下3寸。

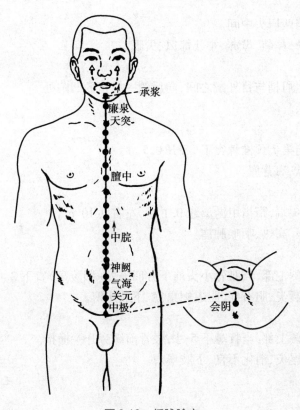

图 6-16　任脉腧穴

主治:遗尿、小便频数、尿闭、泄泻、腹痛、遗精、阳痿、疝气、月经不调、带下、不孕、中风脱证、虚劳羸弱。

（3）气海

定位:在下腹部,前正中线上,脐中下 1.5 寸。

主治:腹痛、泄泻、便秘、遗尿、疝气、遗精、阳痿、月经不调、经闭、崩漏、虚脱、形体羸瘦。

（4）神阙

定位:在腹中部,脐中央。

主治:腹痛、泄泻、脱肛、水肿、虚脱。

（5）中脘

定位:在上腹部,前正中线上,当脐中上 4 寸。

主治:胃痛、呕吐、吞酸、呃逆、腹胀、泄泻、黄疸、癫狂。

（6）膻中

定位:在胸部,当前正中线上,平第 4 肋间隙,两乳头连线中点。

主治:咳嗽、气喘、胸痛、心悸、乳少、呕吐、噎膈。

（二）经外奇穴

（1）四神聪

定位:在头顶部,当百会前后左右各 1 寸,共 4 穴。

主治:头痛、眩晕、失眠、健忘、癫痫。

（2）印堂

定位：在额部，当两眉头中间。

主治：头痛、眩晕、鼻衄、鼻渊、小儿惊风、失眠。

（3）太阳

定位：在颞部，当眉梢与目外眦之间，向后约一横指的凹陷处。

主治：头痛，目疾。

（4）定喘

定位：在背部，当第7颈椎棘突下，旁开0.5寸。

主治：哮喘、咳嗽、肩背痛。

（5）十宣

定位：在手十指尖端，距指甲游离缘0.1寸，左右共10穴。

主治：昏迷、癫痫、高热、咽喉肿痛。

（6）胆囊

定位：在小腿外侧上部，当腓骨小头前下方凹陷处（阳陵泉）直下2寸。

主治：急慢性胆囊炎、胆石症、胆道蛔虫症、下肢痿痹。

（7）阑尾

定位：在小腿前侧上部，当犊鼻下5寸，胫骨前缘旁开一横指。

主治：急慢性阑尾炎、消化不良、下肢痿痹。

（王会宁　朱文慧）

第二节　针法护理

工作情景与任务

导入情景：

李大爷，67岁。素体肥胖，1周前出现半身不遂，肢体麻木，口㖞流涎，舌强语謇，大便秘结，小便正常，舌质黯，舌苔白，厚腻，舌体胖，边有齿痕，脉弦滑。病人要求针灸治疗。

工作任务：

协助医生完成针法治疗，并指导李大爷针刺注意事项。

一、毫针刺法护理

毫针是临床应用最广泛的针刺工具，因其针身纤细、光滑、挺直而得名。目前应用的毫针多采用不锈钢制成，其针体硬度强，坚韧而且富有弹性，不易锈蚀折针，适用于各种手法操作。

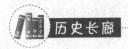历史长廊

针刺的起源

远古时期,人们偶然被一些尖硬物体,如石头、荆棘等碰撞了身体表面的某个部位,会出现意想不到的疼痛被减轻的现象。古人开始有意识地用一些尖利的石块来刺身体的某些部位或人为地刺破身体使之出血,以减轻疼痛。古书上曾多次提到针刺的原始工具是石针,称为砭石。人们就用"砭石"刺入身体的某一部位治疗疾病。《山海经》说:"有石如玉,可以为针",是关于石针的早期记载。中国在考古中曾发现过砭石实物。可以说,砭石是后世刀针工具的基础和前身。

(一)毫针的基本知识

1. 毫针的结构 毫针分为5个部分:针尖、针身、针根、针柄、针尾(图6-17)。针尖是指针的尖端锋锐部分,标准的针尖应该不过于尖锐,圆而不钝,形如松针,进针和提针时滑利应手,不可有钩或卷毛。毫针上端绕金属丝制成"针柄",缠绕紧密均匀,是执针着力、操作施术的部位。针尖与针柄之间的主体部分称"针身",又叫"针体",标准的针身必须光滑、挺直、坚韧而富有弹性。针身与针柄连接处称"针根",是临床断针意外发生的常见部位,故施术前一定要注意查看,必须牢固,不能有锈蚀和松动。针柄上端称"针尾",是温针灸放置艾绒的部位。

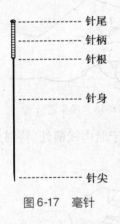

图 6-17 毫针

2. 毫针的规格 毫针主要依据针身的长短和粗细有不同的规格,临床一般以 1~3 寸(25~75mm)长和 28~50 号(0.32~0.38mm)粗细者为最常用。各种规格的毫针临床上均应具备,应用时根据病人和针刺部位的具体情况选用适当规格的毫针。

3. 毫针消毒和保藏 毫针消毒时,宜用纱布将针具包裹捆扎妥当放入消毒锅内,以免在水沸时针尖与锅壁碰撞,引起卷毛钝折。毫针不用时要妥善保藏,可以放在两头塞有干棉球的玻璃管或塑料管内,针尾先入,针尖向上,取用时也应缓慢倒出,以防针尖受损。医院门诊或病房用针量多者,可放在垫有几层消毒纱布的小盒子或有盖方盘内,将针分类放置于消毒纱布上,针尾抵靠住盒壁,针尖置于盒或盘中央,消毒后方可使用。

(二)针刺前准备

1. 思想准备 医生在态度上应庄重和蔼、聚精会神,尽可能向病人解释病情,鼓励他们树立战胜疾病的信心,并介绍针刺的作用、效果、针感,使之对针灸治疗疾病常识有所了解,消除疑虑。对初次施针者,一般应尽量选择不易发生疼痛或针感不是很强烈的穴位,且选择的穴位数目要少,速刺,进针操作手法宜轻,避免强烈的针感。

2. 选择针具 针刺前应根据病人的体质强弱、形体胖瘦、病情的虚实和所选腧穴部位的不同,选择长短、粗细适宜的针具。就长短来说,针刺入病人腧穴内,以针身露在皮肤外2cm 左右为宜。若针刺病人肌肉丰厚部位的穴位,应使用较长的毫针;针刺肌肉浅薄处穴位,应使用较短的针,尤其是针刺邻近重要脏器的穴位。在选择毫针粗细方面,一般体质强者可用粗针,体质弱者可选细针;胖人可选粗针,瘦人可选细针;根据针刺部位,头部宜细针,背部宜粗针;敏感者用细针,敏感性差者用粗针。

3. 安排体位　体位指病人接受针刺治疗时身体的位置。为了便于正确取穴和顺利进行操作，应该尽量采用病人舒适、耐久和医者方便操作的体位。常用的有仰卧位，主要用于取头、胸、腹、下肢、足部腧穴，如太阳、中脘、足三里等；侧卧位主要用于取身体侧面的腧穴，如环跳；俯卧位主要用于取头、项、背、下肢等部位的腧穴，如夹脊、命门等；正坐位主要用于取头部、面部的腧穴等。

4. 定穴　将所选穴位按腧穴体表定位法定准后，用指甲轻掐"+"，作为消毒和进针的标记。

5. 消毒　消毒范围包括针具、医生手指和病人的施针部位。针具应尽量采用高压或煮沸消毒，亦可用75%酒精浸泡30分钟取出擦干备用。医生的手指，必须剪短指甲，在清洁的基础上用75%酒精擦洗。施针穴位局部皮肤也应在清洁基础上，用75%酒精棉球从标记中心向外绕圈擦拭。消毒后，需防止再污染。

（三）针刺方法

1. 进针　进针时常需左右两手配合操作，手法要灵活、轻巧、准确、迅速。一般用右手拇、食、中三指扶持针柄（称"刺手"），运用指力，快速穿破皮肤；同时左手辅助（称"押手"），以固定穴位处皮肤，扶托针身。根据针身的长短及腧穴处肌肉的厚薄、皮肤的松紧，应选择不同的进针法。

（1）单手进针法：以右手拇、示指夹持针柄，中指指腹抵住针体下段，指端紧靠穴位。当拇、示指向下用力时，中指屈曲亦随之下压，将针刺入皮肤，用于短针的进针（图6-18）。

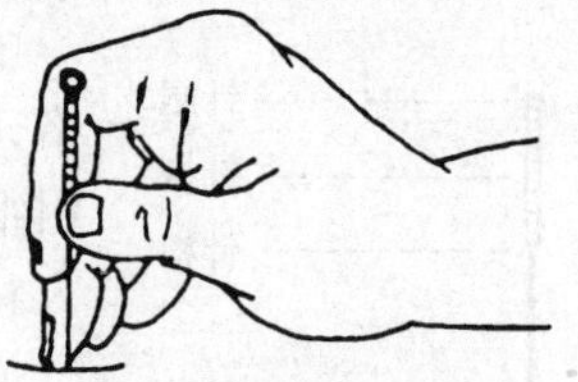

（2）夹持进针法：以左手拇、食二指的指腹夹持用消毒棉球裹住的针身下段，露出针尖，将针尖固定于针刺穴位的皮肤表面，右手拇、示指扶持针柄，双手配合，迅速把针刺入皮肤。此法适于长针和肌肉丰厚处进针（图6-19）。

图6-18　单手进针法

（3）提捏进针法：以左手拇、食二指将穴位处皮肤捏起，右手持针从捏起部的上端用单手进针法，将针迅速刺入皮肤。此法适于肌肉浅薄处，特别是面部腧穴的进针（图6-20）。

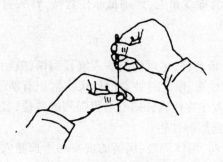

图6-19　夹持进针法

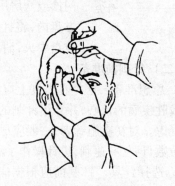

图6-20　提捏进针法

（4）舒张进针法：以左手拇、食二指将穴位处的皮肤向两侧撑开，使之绷紧，右手用单手进针法快速将针刺入皮肤。此法适于皮肤松弛或有皱纹处如腹部穴位的进针（图6-21）。

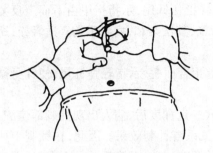

图 6-21 舒张进针法

2. 针刺角度

指进针时针身与所刺部位皮肤表面所成的夹角，依据穴位所在处肌肉的厚薄和治疗的需要而定。分为以下三种（图 6-22）。

（1）直刺：指针身与所刺部位皮肤表面呈 90°角垂直刺入。多数腧穴适用，尤其是肌肉丰厚部位的穴位，如足三里等。

（2）斜刺：指针身与所刺部位皮肤表面呈 45°角刺入。常用于肌肉较浅薄、靠近重要脏器不宜深刺的腧穴，如肺俞穴。

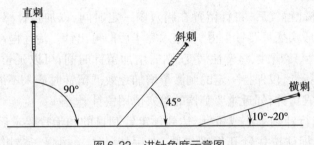

图 6-22 进针角度示意图

（3）平刺：又称沿皮刺，指针身与所刺部位皮肤表面呈 15°角刺入。常用于头皮、胸骨等肌肉浅薄处和某些透穴针刺，如百会穴。

3. 针刺深度 指在针刺过程中，进针至得气时针身刺入人体皮内的长度。每个穴位的针刺深度，腧穴部分均有记载，但在应用时，必须结合病人实际情况，因人、因病、因穴、因时而定。一般以既有针感又不伤及重要脏器为原则。

4. 针刺方向 针刺方向，是指在进针时和进针后针尖所朝的方向。针刺方向，一般根据经脉循行方向、腧穴分布部位和治疗需要等情况确定。为使"气至病所"，在针刺时针尖应朝向病痛部位；也可根据补泻需要，在针刺时要求针尖与所刺经脉循行方向一致或相反。另外，为了保证针刺的安全，在针刺某些腧穴时规定针尖的方向。如针刺风池穴时针尖应朝向鼻尖。

5. 行针与得气 针刺入腧穴后，为使病人产生针刺感应而施行的各种针刺手法，称为行针。行针的手法，一般分为基本手法和辅助手法两类。

（1）提插法：毫针刺入腧穴后，将针反复地上提下插，以产生刺激，提插幅度要相等，指力要均匀。一般来说，提插幅度大、频率快，刺激量就大；反之，提插幅度小、频率慢，刺激量就小。如果停止提插，针感往往会减弱，可以根据治疗需要，进行连续或间歇操作。注意提插幅度和频率不宜过大、过快，以防晕针，或损伤血管和重要脏器。在四肢的腧穴，适宜使用本法行针得气。

（2）捻转法：毫针刺入腧穴后，施行以针身为纵轴，将针反复来回旋转捻动，以产生刺激。一般来说，捻转幅度大、频率快，刺激量就大；反之，捻转幅度小、频率慢，刺激量就小。注意不要单一方向转动，以防止肌纤维缠绕针身。在躯干靠近重要脏器处的腧穴，适宜使用本法行针得气。

（3）刮柄法：将针刺入一定深度后，用右手拇指轻轻抵住针尾，示指指甲由下而上反复轻刮针柄，以保持或加强针感。刮柄法既能催气又能行气，其法柔和，病人感觉舒适轻松，所产生的针感适合于多种慢性疾病病人。

（4）弹针法：将针刺入一定深度后，用手拇、食二指相合而叠，示指轻弹针尾，使针身微微振动。此法可以激发针感，有催气、行气的作用。

得气又称"针刺感应"（简称针感），是指针刺入腧穴一定深度后，病人出现针刺部位酸、麻、胀、重感以及操作者针下的沉紧感。得气与否直接关系着针刺效果。因此，在针刺中如果遇到得气不理想者，应检查针刺部位、角度、深度是否正确，如纠正偏差后仍不得气，则应"留针候气"或再"行针催气"。但也有少数因个体差异、外伤、脏腑功能衰退等而针感迟钝者，则视具体情况对待。

（四）留针与出针

1. 留针　指进针得气后，将针留置在腧穴内一定时间，以加强针感和维持针刺持续时间的一种方法。一般疾病只要针下得气，施术完毕后即可出针。治疗慢性疾病，可留针10～30分钟，对于顽固性、疼痛性、痉挛性病变，则需增加留针时间，可以延长至30分钟以上，并在留针过程中间歇行针，以保持一定的刺激量增加疗效。留针时病人不能移动体位，因此小儿及精神病病人不宜留针，邻近重要脏器的腧穴慎用留针。

2. 出针　在施行针刺手法或留针，达到预定针刺目的和治疗要求后，即可出针。出针时先用左手持消毒棉球按住针孔周围皮肤，右手持针边捻边提，待针缓慢提至皮下时退出，再以棉球按压针孔片刻，以防出血或针孔疼痛。当针退出后，要仔细查看针孔是否出血，询问针刺部位有无不适感，检查核对针数有否遗漏，同时嘱病人注意保持针孔清洁，以防感染。

（五）针刺异常情况及处理

1. 晕针　晕针多见于初次接受治疗的病人，可因体质虚弱、精神紧张或疲劳、饥饿、大汗、泻下过度、大出血之后，或体位不当，或针刺手法过重，在针刺时或留针过程中发生。轻者头晕目眩、面色苍白、心慌气短、恶心呕吐、多冷汗，重则神志昏迷、二便失禁、脉微沉细欲绝。

护理：立即停止针刺，将刺入之针全部起出；使病人平卧，头部稍低，松开衣带，注意保暖。轻者仰卧片刻，给饮温开水或糖水后，即可恢复。重者刺人中、合谷、内关，或灸关元、气海、足三里等穴。若仍昏迷、呼吸细微、脉细弱，则应采取其他急救措施。

预防：对晕针要重视预防，对初次接受针治者，要做好解释工作，消除其恐惧心理。正确选取舒适持久的体位，尽量采用卧位。选穴宜少，手法要轻。对劳累、饥饿、大渴时，应嘱其休息，进食、饮水后再予针治。针刺过程中，应随时注意观察病人的神态，询问针后情况，发现有不适等晕针先兆，需及早采取处理措施。此外，注意室内空气流通，消除过热过冷因素。

2. 滞针　滞针是指在行针或出针时感觉针下非常紧涩，提插、捻转、出针均感困难，病人针刺部位疼痛的现象。病人精神紧张，针刺入穴位后，局部肌肉强烈收缩；或行针手法不当，向单一方向捻针太过，均可发生滞针。滞针表现为针在穴内捻转不动，提插、出针均感困难。勉强捻转、提插时，病人痛不可忍。

护理：若因病人精神紧张所致局部肌肉痉挛，可稍延长留针时间，并在滞针周围按摩，或在附近再刺一针，以宣散气血，解除痉挛。若因单向捻针所致，必须向相反方向将针捻回，再徐徐退出。

预防:对精神紧张及初诊者,应先做好解释,消除顾虑。并注意行针手法,避免连续单向捻针。

3. 弯针　弯针是指进针时或将针刺入腧穴后,针身形成弯曲状。进针时用力过猛过速,以致针尖碰到骨骼、肌腱或收缩的肌肉,或病人在留针时变化体位,或留针时针柄受到某种外力压迫、撞击,均可发生弯针。弯针表现为针柄改变了进针或刺入留针时的方向和角度,提插、捻转及出针均感困难而病人感觉疼痛。

护理:出现弯针后,不得再行提插、捻转等手法。如毫针轻微弯曲,应慢慢起针。若弯曲角度过大,应顺弯曲方向起针。若由病人移动体位所致,应使其慢慢恢复原来体位,局部肌肉放松后,再缓缓起针。切忌强行拔针,以免将针折断在体内。

预防:医者施术手法要熟练、轻巧。病人的体位要选择恰当,并嘱其不要变动。注意针刺部位和针柄不能受外力碰压。

4. 断针　断针是指针身折断在体内。针具质量不佳,或针根松动、锈蚀,针身有折痕,或针刺时将针身全部刺入穴位,行针时强力提插、捻转致肌肉猛烈收缩,或留针时病人随意改变体位,或弯针、滞针未及时、正确处理,均可导致断针。断针表现为行针或出针后发现针身折断,其部分针身尚露于皮肤外或全部进入皮肤下。

护理:医者必须镇静,嘱病人保持原有体位,以防断针向肌肉深部陷入。若部分针身显露于体外,可用镊子将针取出;若针身断端与皮肤相平或稍低于皮肤,可用左手拇、示指垂直向下按压针孔两旁,使断端暴露于外,右手持镊子将针取出。若断端完全陷入皮下,应在X线下定位,施行手术取出。

预防:针刺前应仔细检查针具,不合要求者应剔除不用。进针、行针时,动作宜轻巧,不可强力猛刺。针刺入穴位后,嘱病人不要任意变动体位。针刺时针身不宜全部刺入。有滞针、弯针现象时,应及时正确处理。

5. 血肿　血肿是指针刺部位出现皮下出血而引起肿痛的现象。多由针尖刺伤血管所致。表现为针刺部位肿胀疼痛,继则皮肤出现青紫色。

护理:有微量的皮下出血出现局部小块青紫血肿者,一般不必处理,可以自行消退。若肿痛较重,青紫面积较大,可24小时内应用冷敷,24小时后用热敷或按摩,以促使局部瘀血的吸收消散。

预防:应仔细检查针具,针刺时避开血管,针刺手法不宜过重,出针时立即用消毒干棉球按压针孔。

二、三棱针刺法护理

三棱针古称"锋针",是一种常用的放血工具,用来刺破人体的一定部位,放出少量血液,达到治疗疾病的目的。古人称之为"刺血络"或"刺络",现代称为"放血疗法"。三棱针是一种用不锈钢制成,针长约6cm左右,针柄稍粗呈圆柱形,针身呈三棱状,尖端三面有刃,针尖锋利的针具(图6-23)。

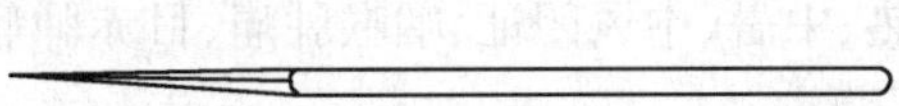

古代对此法十分重视,如《灵枢·九针论》谈到九针中的锋针主要用于"泻热出血";《灵枢·九针十二原》则提出了"宛陈则除之,去血脉也"的治疗原则;《灵枢·官针》中更有"络刺""赞刺""豹纹刺"等具体的记载,表明三棱针刺络放血是一种十分重要而且常用的针刺法。

图6-23　三棱针

（一）操作方法

三棱针的针刺方法一般分为点刺法、散刺法、刺络法、挑刺法四种。

1. 点刺法　针刺前，在预定针刺部位上下用左手拇示指向针刺处推按，使血液积聚于针刺部位，继之用 2% 碘酒棉球消毒，再用 75% 酒精棉球脱碘，针刺时左手拇、示、中三指捏紧被刺部位，右手持针，用拇、食两指捏住针柄，中指指腹紧靠针身下端，针尖露出 3～5mm，对准已消毒的部位，刺入 3～5mm 深，随即将针迅速退出，轻轻挤压针孔周围，使出血少许，然后用消毒棉球按压针孔（图 6-24）。此法多用于指、趾末端的十宣、耳尖及头面部的攒竹、太阳等穴。

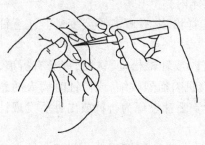

图 6-24　点刺法

2. 散刺法　又叫豹纹刺，是对病变局部周围进行点刺的一种方法。根据病变部位大小的不同，可刺 10～20 针以上，由病变外缘环形向中心点刺（图 6-25），以促使瘀血或水肿得以排除，达到祛瘀生新、通经活络的目的。此法多用于局部瘀血、血肿或水肿、顽癣等。

3. 刺络法　先用带子或橡皮管结扎在针刺部位上端（近心端），然后迅速消毒。针刺时左手拇指压在被针刺部位下端，右手持三棱针对准针刺部位的静脉，刺入脉中 2～3mm，立即将针退出，使其流出少量血液，出血停后，再用消毒棉球按压针孔（图 6-26）。此法多用于曲泽、委中等穴，治疗急性吐泻、中暑、发热等。

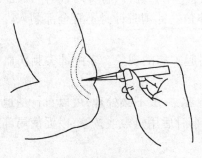

图 6-25　散刺法

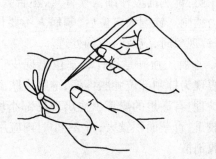

图 6-26　刺络法

4. 挑刺法　用左手按压施术部位两侧，或捏起皮肤，使皮肤固定，右手持针迅速刺入皮肤 1～2mm，随即将针身倾斜挑破皮肤，使之出少量血液或少量黏液。也有再刺入 5mm 左右深，将针身倾斜并使针尖轻轻挑起，挑断皮下部分纤维组织，然后出针，覆盖敷料。此法常用于肩周炎、胃痛、颈椎综合征、失眠、支气管哮喘、血管神经性头痛等。

（二）适用范围

三棱针放血疗法具有通经活络、开窍泻热、消肿止痛等作用。其适用范围较为广泛，凡各种实证、热证、瘀血、疼痛等均可应用，如昏厥、高热、中暑、中风闭证、咽喉肿痛、目赤肿痛、顽癣、疔痈初起，扭挫伤、痧证、痔疮、顽痹、头痛、丹毒等。

（三）护理及注意事项

1. 对病人要做必要的解释工作，以消除思想顾虑。

2. 严格消毒，防止感染。

3. 点刺时手法宜轻、稳、准、快,不可用力过猛,防止刺入过深,创伤过大,损害其他组织。一般出血不宜过多,切勿伤及动脉。

4. 体质虚弱者、孕妇、产后及有出血倾向者,均不宜使用本法。注意病人体位要舒适,谨防晕针。

5. 每日或隔日治疗 1 次,1 ~ 3 次为 1 个疗程,一般每次出血量以数滴至 3 ~ 5 ml 为宜。

三、耳针刺法护理

耳针是用针刺或其他物品(如菜籽等)刺激耳郭上的穴位或反应点,以疏通经络,调节脏腑,从而达到防治疾病的一种治疗方法。它具有治疗范围广、操作简便、奏效迅速等特点。凡适合毫针治疗的病证均可应用耳针法治疗。

(一) 耳郭表面解剖及耳穴的分布

1. 耳郭表面解剖(图 6-27)

耳轮 耳郭最外缘的卷曲部分。

耳轮脚 耳郭深入到耳腔内的横形突起部分。

耳轮结节 耳轮后上方稍突起处。

耳轮尾 耳轮末端与耳垂交界处。

对耳轮 耳轮内侧与耳轮相对的上部分叉的隆起部分。

对耳轮上脚 对耳轮向上的一支分叉。

对耳轮下脚 对耳轮向下的一支分叉。

三角窝 对耳轮上脚和下脚之间的三角形凹窝。

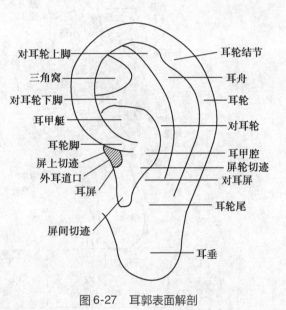

图 6-27 耳郭表面解剖

耳舟 耳轮与对耳轮之间的凹沟,又称舟状窝。

耳屏 耳郭前面的瓣状突起,又称耳珠。

屏上切迹 耳屏上缘与耳轮脚之间的凹陷处。

对耳屏 耳垂上部,与耳屏相对的隆起部。

屏间切迹 耳屏与对耳屏之间的凹陷处。

屏轮切迹 对耳屏与对耳轮之间的稍凹陷处。

耳垂 耳郭最下部,无软骨的皮垂。

耳甲艇 耳轮脚以上的耳腔部分。

耳甲腔 耳轮脚以下的耳腔部分。

外耳道开口 在耳甲腔内的孔窍。

2. 耳穴的分布(图 6-28) 耳穴的分布是有一定规律性的,耳郭似子宫内的一个倒置的胎儿,头朝下,臀朝上。一般来说,与头面部相应的穴位在耳垂,与上肢相应的穴位在耳舟,与躯干和下肢相应的穴位在耳轮和对耳轮上、下脚,与内脏相应的穴位多集中在耳甲艇和耳甲腔。

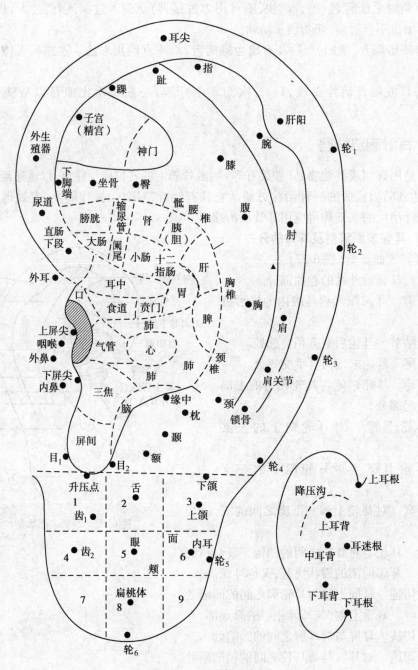

图6-28 耳穴的分布

（二）耳穴的探查方法

选定耳区后，还要在该区探查最敏感的反应点，才能进行有效的治疗。探查方法如下：

1. 观察法 拇指、示指紧拉耳轮后上方，由上至下，分区观察，寻找变形、变色、丘疹、脱屑、结节、充血、凹陷、小水疱等阳性反应点，这种反应点便可作为施治的耳穴。

2. 按压法 在病人耳郭病变的相应部位，用探针或火柴梗（或毫针柄）等物，采取轻、慢、用力均匀的压力寻找压痛点。此敏感点即为耳针的治疗点。如果反复探查找不到痛点，可按穴位作用进行治疗。

3. 电阻测定法　当有疾病时，多数病人相应耳穴的电阻下降，这些电阻下降的穴位，皮肤导电量必然增高，故又称"良导点"。这种"良导点"，就可作为耳针治疗的刺激点。

（三）操作方法

1. 毫针刺　左手固定耳郭，右手持0.5寸短柄毫针刺入耳穴，深度以穿入软骨但不透过对侧皮肤并且针身能立住为度。留针10～30分钟，痛证可留1～2小时，留针期间可间歇捻针，使之产生热、胀、酸、麻或痛感，或感觉循经络路线放射传导。出针用消毒干棉球压按针孔，以防止出血；或涂以碘酒或酒精预防感染。

2. 耳穴贴压　将磁石或硬粒(王不留行、绿豆等)压在所选耳穴上，再贴上胶布固定，又称耳穴压豆。若贴硬粒，则嘱病人自己随时按压，以加强刺激。贴压时间3～5天。

（四）护理及注意事项

1. 严格执行无菌操作，预防感染。出针后，先用2%碘酒，后用75%酒精消毒；如发现针孔发红，应及时处理，严防引起软骨膜炎。

2. 年老体弱及高血压病人，针刺前后应适当休息。

3. 耳针偶有晕针发生，可参照毫针刺法中的预防及处理。

4. 有习惯性流产史的孕妇禁用。

5. 对扭伤及肢体运动障碍的病人，针刺待耳郭充血发热时，嘱其适当活动患部；或在患部按摩加灸，以提高疗效。

> **边学边练**
>
> 实训6　耳穴压豆操作护理

第三节　灸法护理

 工作情景与任务

导入情景：

小张，男，32岁。从小体弱多病，自上周劳累后，出现四肢乏力，腹胀，纳食不香，从事医学的同学小王告诉他，可灸足三里调治，遂来求助。

工作任务：

请协助小张选择合适的体位，在足三里穴位上演示艾灸的操作，并嘱咐小张注意事项。

一、灸法基本知识

灸，烧灼的意思，灸法是指利用艾绒为主要材料制成的艾炷或艾条点燃后，熏灼或温熨体表一定部位，在体表施以温热刺激，通过调整经络脏腑功能，以防治疾病的一种方法。

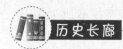
历史长廊

灸法的起源

灸法产生于火的发现和使用之后。在用火的过程中,人们发现身体某部位的病痛经火的烧灼、烘烤而得以缓解或解除,继而学会用兽皮或树皮包裹烧热的石块、砂土进行局部热熨,逐步发展以点燃树枝或干草烘烤来治疗疾病。经过长期的摸索,选择了易燃而具有温通经脉作用的艾叶作为灸治的主要材料,于体表局部进行温热刺激,从而使灸法成为防病治病的一种重要方法。由于艾叶具有易于燃烧、气味芳香、资源丰富、易于加工贮藏等特点,因而后来成为了最主要的灸治原料。

灸法所用材料是艾绒。艾绒是用干燥的艾叶放在石臼内反复捣舂,筛去灰尘、粗梗等杂物,取其柔软如绒的纤维。以陈久者为良。其特点是气味芳香,辛温味苦,容易燃烧,且不易爆发火星,热力温和、持久。灸法具有温通经脉、行气活血、祛湿逐寒、消肿散瘀、回阳救逆及防病保健等作用。

二、灸法的操作方法

(一)艾炷灸

取一小团艾绒放在平板上,用右手拇、食、中三指边捏边旋转,使艾绒捏紧成大小不同的圆锥形艾炷。其小者如麦粒、中等如黄豆、大者如蚕豆(图6-29)。每燃一个艾炷,称为一壮。艾炷灸分为直接灸和间接灸两类。

1. 直接灸　将艾炷直接放在皮肤上施灸的一种方法(图6-30)。根据灸后对皮肤刺激程度不同,又分为无瘢痕灸和瘢痕灸。

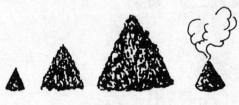
图6-29　艾炷灸

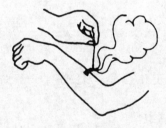
图6-30　直接灸

(1)无瘢痕灸:又叫非化脓灸,临床上多用中、小艾炷。先将施灸部位涂上少量凡士林,上置艾炷点燃,燃至剩下2/5时,病人感到烫,用镊子将艾炷夹去,换炷再燃。一般灸3~7炷,以局部皮肤充血、红润为度。灸后不化脓、不留瘢痕。此法适用范围较广,多用于虚证。

(2)瘢痕灸:又叫化脓灸,临床上多用小艾炷。先在施灸部位涂大蒜汁,然后放置艾炷点燃,待艾炷燃尽,除去灰烬,复加艾炷再灸。一般5~10壮,灸时疼痛较为剧烈,可用手在灸部周围轻轻拍打,以缓解灼痛,灸后局部皮肤灼伤,起疱化脓。3~4周后灸疮自愈,留下瘢痕,故灸前必须征得病人同意。此法多用于急性或顽固性疾病。

2. 间接灸　又叫"隔物灸""间隔灸",是指在艾炷与皮肤间垫

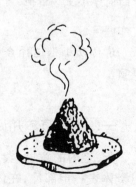
图6-31　间接灸

置一种物品而施灸的一种方法。根据不同的病证,选用不同的间隔物,如生姜、大蒜、盐、附子等,灸法同上(图6-31)。均以局部皮肤充血有红晕、深部感到温热为度。

(二) 艾条灸

艾条是用桑皮纸卷裹艾绒或加温阳散寒药物制成。艾条灸是指将艾条一端点燃,对准腧穴或患处施灸的一种方法(图6-32)。

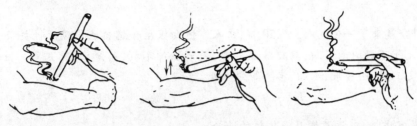

图6-32 艾条灸

1. 温和灸 将艾条的一端点燃,对准施灸腧穴或患处,约距皮肤2~3cm,进行熏烤,使病人局部有温热感而无灼痛感为宜。一般每穴灸10~15分钟,至皮肤红晕为度。

2. 雀啄灸 将艾条的一端点燃,对准施灸腧穴或患处,像鸟雀啄食一般,一上一下移动施灸。

3. 回旋灸 将艾条的一端点燃,在施灸腧穴或患处,做向左右方向移动或反复地旋转施灸。

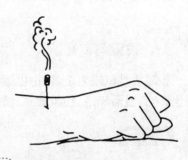

(三) 温针灸

是针刺与艾灸结合应用的一种方法。即在针刺得气留针时,将大艾炷捏在针尾上,或把一小段艾条套在针柄上,点燃施灸,使热力通过针身达于穴位(图6-33)。适用于既需要留针又需要施灸的病证。

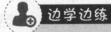
边学边练
实训7 灸法操作护理

三、灸法的适应证和护理

(一) 适应证

灸法主要适用于慢性病及阳气不足的病证。如虚寒型呕吐、泄泻、腹痛等,寒湿痹痛、水肿、寒哮、阳痿、遗尿、脱肛、胎位不正等,常用艾条灸,亦可用隔姜片灸;隔蒜灸多用于结核病和未溃疮疡;治疗虚寒型吐泻、腹痛以及用于回阳救逆还可用隔盐灸。

(二) 护理

1. 本法禁用于热证。孕妇腹部和腰骶部、皮肤破溃部位、禁灸腧穴禁灸。面部、浅表大血管部位不用直接灸,关节活动部位不采用瘢痕灸。

2. 进行灸法时,体位必须舒适自然而且能持久,不能移动,防止艾炷脱落。在使用艾条灸或温针灸时,注意防止燃烧的艾绒或燃尽的热灰脱落。

3. 灸后局部皮肤出现微红灼热,属正常现象,无须处理。如因施灸过度局部出现小水疱时,不必挑破,可任其自然吸收。如果水疱较大,可用消毒毫针刺基底部,放出液体,或用消毒注射器吸取水液,涂以甲紫,并用消毒纱布包敷。

(杨磊 刘鹏妹)

第四节 拔 罐 护 理

 工作情景与任务

导入情景：

针灸科今晨来了一位病人，男，50岁，工人。他向医生介绍自己得风湿性关节炎已经10多年，近日天气不好阴雨不断，双腿疼痛剧烈，关节屈伸不利，苔薄白，脉弦紧。医生建议拔罐，部位为足三里、阴陵泉、承山、丰隆等穴位处。

工作任务：

1. 请遵医嘱完成操作，注意罐具及体位的选择。
2. 操作过程中注意观察病人皮肤变化，注意保暖。

一、拔罐基本知识

拔罐法是以罐为工具，排出罐内空气形成负压，使罐吸附在皮肤穴位上，造成局部瘀血现象，达到温通经络、祛风散寒、消肿止痛、吸毒排脓等目的的一种技术操作。

 知识窗

拔罐的渊源

拔罐法，古称"角法"，也称"吸筒法"，因古时用牲畜的角（如牛角、羊角等）磨成筒状使用而得名。经过漫长的历史演变和社会的发展，拔罐的罐具已从原始的兽角，发展成为竹罐、陶罐、玻璃罐，乃至各种抽气罐、挤压罐、多功能罐等。操作方法也从留罐发展到走罐、闪罐，以及与电子、药物、红外线等结合的多功能罐法，扩大了拔罐的适用范围，增加了拔罐的效果。

拔罐常用罐具种类很多，有玻璃罐、竹罐、陶罐及抽气罐等，也可利用广口瓶或杯子。要求罐口光滑、平整并能与所拔部位相合（图6-34）。

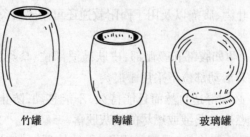

竹罐　　　　陶罐　　　　玻璃罐

图6-34　罐具

二、拔罐的操作方法

（一）吸拔方法

1. 火罐法　是利用火在罐内燃烧时产生的热力排出罐内空气形成负压,使罐吸附于皮肤上的方法。常用以下三种方法:

（1）闪火法:罐口朝下,用长纸筒或用镊子夹住95%酒精棉球点燃后,伸入罐内2/3处燃烧片刻抽出,迅速将罐扣在操作部位。此法比较安全,适用于各种体位,是常用的拔罐方法,须注意操作时不要烧到罐口,以免烫伤皮肤。

（2）投火法:将比火罐直径略长的纸卷成条形,或者用镊子夹住酒精棉球,点燃后放入罐内,不等纸卷或棉球燃完,迅速将罐扣在操作部位,并稍加按压。为防止烧伤皮肤,此法适用于侧位拔罐,罐具呈水平横拔。

（3）贴棉法:取一块直径约为2cm的脱脂棉片,厚薄适中,浸少量95%的酒精,贴在罐内壁中段,用火点燃后迅速扣在操作部位上。此法适用于侧位拔罐,须防酒精过多,滴下烫伤皮肤。

2. 抽气法　将抽气罐放置在操作部位上,用抽气筒将罐内空气抽出,使之产生所需负压即能吸住。此法可以避免烫伤,操作方法简便,缺点是没有火罐的温热刺激。

（二）拔罐方法

1. 留罐法　又称坐罐法,拔罐后将罐留置10～15分钟。适用于所有操作部位,是常用的一种方法,一般疾病均可应用,而且单罐、多罐皆可使用。此法因罐大、吸附力强,皮肤薄弱处应适当减少留罐时间,以免起疱损伤皮肤。

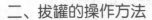

边学边练

实训8　拔罐法操作护理

2. 闪罐法　将罐具拔上后立即取下,再迅速拔上,如此反复吸拔多次,直至皮肤潮红为度。此法适用于皮肤肌肉松弛部位,以及局部皮肤麻木或虚证病人。

3. 走罐法　又称推罐法,适用于面积较大肌肉丰厚的部位,如腰背、大腿等部位。选用口径较大厚实的玻璃罐,先在罐口或皮肤上涂一些凡士林等介质,再将罐拔住,然后用手握住罐底,稍倾斜,慢慢在皮肤表面水平推移,以皮肤表面潮红为度。

（三）起罐

用一手拿住火罐,另一手将火罐口边缘的皮肤轻轻按下,即可起罐;或将气罐特制的进气阀拉起,待空气缓缓进入罐内后,罐即落下。

三、拔罐的适应证和护理

（一）适应证

拔罐法具有疏通经络、行气活血、消肿止痛、祛风散寒等作用,适用范围较广泛,常用于风湿痹痛、肩背腰腿疼、感冒、头痛、咳嗽、哮喘、胃脘痛、腹痛、泄泻、痛经、闭经、中风偏瘫、面瘫、痤疮、荨麻疹、肥胖症等。

（二）护理

1. 拔罐时应采取合理体位,选择肌肉较厚的部位。骨骼凹凸不平和毛发较多处不宜拔罐。

2. 操作前一定要检查罐口周围是否光滑,有无裂痕;拔罐时动作要稳、准、快,防止烫伤;留罐时盖好衣被,注意保暖;起罐时切勿强拉;使用过的火罐均应消毒后备用。

3. 起罐后,如局部出现小水疱,可不必处理,可自行吸收。如水疱较大,消毒局部皮肤后,用注射器吸出液体,覆盖消毒敷料。

4. 高热抽搐及凝血机制障碍者,不宜拔罐。皮肤有过敏、溃疡、水肿和大血管分布部位,不宜拔罐。孕妇的腹部、腰骶部位,亦不宜拔罐。

第五节 刮痧护理

工作情景与任务

导入情景:

夏天的午后,急诊室来了一个高中生小张,18 岁,自述在高温下室外篮球场运动 2 个多小时,出现不适,症见头痛、头晕、胸闷、恶心、口渴。医生诊断为中暑。嘱刮督脉、膀胱经,太阳穴、合谷穴、太冲穴、涌泉穴。

工作任务:

1. 请根据医嘱协助小张选择合适体位、正确操作方法,完成治疗。
2. 请遵守护理注意事项。

一、刮痧基本知识

刮痧法是应用边缘钝滑的器具,在病人体表一定部位反复刮动,使局部皮下出现瘀斑,从而达到疏通腠理、逐邪外出等目的的一种技术操作。

(一)刮痧用具和刮痧介质

一般来说,凡边缘钝滑的器具均可做刮痧工具,如铜钱、硬币、瓷匙等。专业刮痧工具主要为水牛角、玉石、木鱼石三种材质的刮痧板。刮痧时需应用多种物质作为介质,如刮痧油、刮痧乳、香油、橄榄油、茶油、白酒、温水等,不但可以加强手法作用,提高治疗效果,而且还可起到润滑和保护皮肤的作用。

(二)刮痧部位

刮痧常用的部位有背部:病人取侧卧或俯卧位,或伏坐于椅背上。先从第 7 颈椎起,沿督脉自上而下刮至第 5 腰椎,然后从第 1 胸椎旁沿肋间由内向外弧形刮拭,此为最主要的刮痧部位。头部:取眉心、太阳穴。颈项部:项部、双肩。四肢:臂弯(肘的屈侧面),膝弯(腘窝)等处。

(三)刮痧原则

先对刮痧部位进行消毒。然后手持刮痧板蘸取刮痧油或清水,从上至下、由内向外、先轻后重,刮至皮肤表面干涩时,蘸取介质再刮,直至皮肤表面出现红色或紫红色的瘀斑或瘀点为止。操作时间一般为 20 分钟左右,或以病人能耐受为度。

刮痧的常用顺序为自上向下,先头部、背部、腰部或胸部、腹部,后四肢。每个部位均应先刮阳经再刮阴经,先刮身体左侧再刮身体右侧。刮背部、胸部时应由内向外沿肋间神经走行部位弧形刮动,动作柔和缓慢,并且顺一个方向刮动,不可来回刮。小儿及皮肤细嫩者可用棉纱线、头发、麻团等进行刮痧,以防损伤皮肤。

二、刮痧的操作方法

刮痧时手握住刮痧板,刮痧板的底端贴于掌心,拇指和另外四指自然放置在刮痧板两侧,刮拭时向下的按压力来自于掌心。

 知识窗

痧斑辨证

刮后痧印粉红色,又无斑点,且能立即恢复皮肤本色者属阴阳平和、气血充盈。若痧斑鲜红而艳,属实火;痧斑呈白色,属气血亏虚;痧斑紫色,属气滞血瘀;痧斑紫黑或黑黯属久病、重病;痧斑青色是寒证。

1. 边刮法　将刮痧板的整个边缘与皮肤表面呈60°角,利用腕力均匀地向同一方向刮拭。本法适用于胸、背、腹部、四肢等身体较平坦的部位。

2. 角刮法　使刮痧板角形部位与皮肤表面呈45°角,自上而下,由里及外刮拭,注意用力和缓以防伤及皮肤。本法适用于关节、脊柱两侧、骨突周围穴位。

3. 点压法　刮痧板突出部位与皮肤表面呈90°角,向下按压并逐渐加力,以病人能耐受为度,保持3~5秒钟后抬起,待肌肉恢复原状再逐渐加力按压,如此反复5~10次。本法刺激性较强,适用于肌肉丰厚部位的穴位。

4. 拍打法　用手轻握刮痧板一端,利用腕关节的上下运动带动刮痧板另一端拍打穴位,注意力道和缓均匀,每次拍打20下左右为宜。本法适用于腰背部、前臂、肘窝及腘窝。

5. 平抹法　用腕力带动刮痧板边缘在皮肤表面单方向力道均匀地平滑移动。本法适用于额部、颧部、颈部。

边学边练

实训9　刮痧法操作护理

6. 梳刮法　刮痧板与头皮呈45°角,从前发际或两侧太阳穴力道轻柔均匀地向后发际刮拭。本法适用于头部。

三、刮痧的适应证和护理

(一) 适应证

刮痧适用于外感病中的中暑、发热、胸闷、呕吐、头昏、晕厥等及夏秋季节伤暑、伤食、伤湿等而出现的呕吐、腹泻、腹痛等症。

(二) 护理

1. 保持诊室内空气新鲜,以防复感风寒而加重病情。

2. 操作中用力要均匀,勿损伤皮肤。

3. 刮痧过程中要随时观察病情变化,如发现异常立即停刮,报告医师配合处理。

4. 刮痧后嘱病人应避风并稍作休息可饮用一杯热水,保持情绪安定,饮食宜清淡,忌食生冷油腻之品,3小时内不能洗澡。

5. 使用过的刮具,应消毒后备用。

6. 体形过于消瘦、有出血倾向、皮肤病变处等禁用此法。

第六节 穴位按摩护理

工作情景与任务

导入情景:

蔡女士,24 岁,自述起床后感觉脖子僵硬疼痛,不能向左侧转动。经医生诊断该病人症状为落枕引起。医嘱:拇指按揉天宗穴;轻拿肩井穴;点按风池穴、风府穴、合谷穴、外关穴。

工作任务:

请根据医嘱协助病人选取合适体位进行操作。

一、穴位按摩的基本知识

穴位按摩又称指针疗法、指压推拿,是在中医基本理论指导下以手指点、按、压、掐人体穴位来疏通经络,调动机体抗病能力,从而达到防病治病、保健强身目的的一种技术操作。

穴位按摩手法要持久、有力、均匀、柔和、深透。持久,是指手法能按要求持续一定的时间;有力,是指手法要有一定的力量,但应随病人体质、病证、部位等而异,原则是既有效又无不良反应;均匀,是指手法要有节奏,速度和力量保持均匀,不要时快时慢,时轻时重;柔和,是指手法动作灵活,用力平稳,变换自然;深透,是指手法的功力要深达体内筋骨以及脏腑。持久、有力是手法的基础,均匀、柔和是手法的关键,深透是手法总的要求。

知识窗

推拿介质与热敷

推拿介质是指在应用推法等手法时,为了保护皮肤并加强手法效果而使用的一种物质。种类有油剂(如芝麻油)、水剂(如清水)和粉剂(如滑石粉)等。

热敷则是在手法后使用,有温经通络、活血消肿等作用,种类有湿热敷和干热敷等,以前者常用。

二、穴位按摩的操作方法

按照常用手法的动作形态,将手法分为:一指禅推法、拇指推法、指揉法、指按法、点法、指摩法、掐法、拿法、捏法等。

(一) 一指禅推法

以拇指端、螺纹面或桡侧偏峰着力,通过腕关节往返摆动使手法所产生的力通过拇指作用到穴位上,称之为一指禅推法(图6-35)。

本法适用于全身各部,内、外、妇、儿、伤科诸多病症常选用本法。临床尤以治疗头痛、失眠、面神经炎、高血压、近视、月经不调及消化系统病症等见长。近年来也常用于保健推拿。

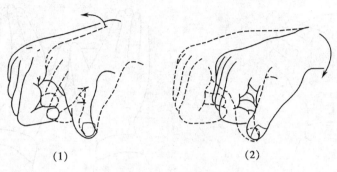

图 6-35　一指禅推法

（二）拇指推法

用拇指端着力于穴位表面，进行单方向直线或环转移动的一种手法。操作时指端紧贴体表，用力要稳，速度要缓慢、均匀，使肌肤深层透热而不擦破皮肤。本法具有温经通络、活血止痛、健脾和胃、调和气血等功能，适用于头晕头痛、肩背酸痛、脘腹胀痛等各种痛证。

1. 直推法　术者以一手握持病人肢体，使被操作的穴位固定向上，另一手拇指自然伸直，以螺纹面或其桡侧缘着力，或中、示指伸直，以螺纹面着力，通过腕、指部发力，带动着力部做单方向的直线推动。频率约为每分钟 220～280 次左右（图 6-36）。

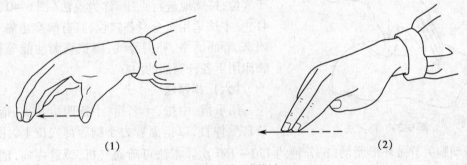

图 6-36　直推法

2. 旋推法　准备式同直推法。术者以拇指螺纹面着力于一定的穴位上，拇指主动运动，带动着力部做顺时针方向的环旋移动，频率约为每分钟 160～200 次左右（图 6-37）。

3. 分推法　术者以双手拇指螺纹面或其桡侧缘着力，通过腕部或前臂发力，带动着力部自穴位或部位的中间同时向两旁做"←→"直线或"↙↘"弧线推动。一般可连续分推 20～50 次（图 6-38）。

（三）指揉法

将手指指腹着力于推拿部位，微用力在穴位表面做环形运动的一种手法。操作时要求以指为着力点紧贴体表，腕部放松，以肘为支点，前臂主动摆动，带动腕部使指做环形运动。动作要协调有力，以皮下组织随之回旋运动为度。操作过程要持续、均匀、柔和而有节律，频率约每分钟 120 次。可分为拇指揉法、中指揉法、食中指揉法及食中无名指三指揉法。本法刺激量小而轻柔舒适，可用于全身各部，具有宽胸理气、消积导滞、活血祛瘀、消肿止痛等作用，适用于脘腹痛、胸闷胁痛、食积、便秘及软组织损伤所致的肿痛或风寒痹痛等。

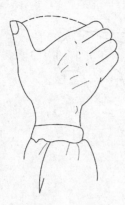

图 6-37 旋推法

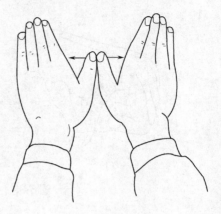

图 6-38 分推法

（四）指按法

用拇指指端或指腹、中指指间关节按压穴位表面,称指按法。操作时着力部位要紧贴体表,用力要稳,轻重适度,以免损伤皮肤(图 6-39)。本法具有舒筋活络、开通闭塞、活血止痛的作用,适用于胃脘痛、头痛、肢体酸痛麻木等。

（五）点法

本法从按法演变而来,较之按法作用面更小、刺激量大,感应强。用指端或屈曲的指间关节着力于穴位,持续地进行点压,称为点法(图 6-40、图 6-41)。本法适用于全身各穴位,具有解痉止痛、开通闭塞、舒筋活络、补泻经气、调整脏腑功能等作用,临床用于各种痛症的治疗。

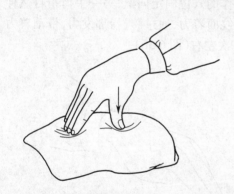

图 6-39 指按法

（六）指摩法

用示指、中指、无名指、小指四指并拢,指掌关节自然伸直,以指面着力于胸腹部穴位上,用前臂旋转带动腕关节做环形摩动,每分钟约 120～150 次。本法可疏通气机,缓解疼痛,消食导滞,临床多用于气滞、食积、腹痛等消化系统病症。

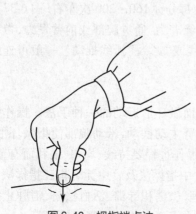

图 6-40 拇指端点法

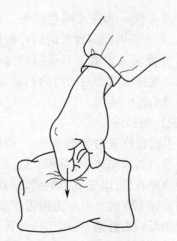

图 6-41 屈示指点法

（七）掐法

以拇指指甲切掐病人穴位，称为掐法。又称"切法""爪法""指针法"。掐法是强刺激手法之一，不宜反复或长时间应用，更不能掐破皮肤。掐后常继用揉法，以缓和刺激，减轻局部疼痛和不适感。本法适用于头面部和手足部穴位。功能特点为掐以醒之，即强心醒神，常用于高热、昏迷、抽搐等病症。

（八）拿法

将拇指与示指、中指相对用力，连续一紧一松地拿捏起某一穴位处的肌筋，称为拿法。本法主要适用于颈项、肩、四肢等，具有缓解肌肉痉挛，通调气血，发汗解表，开窍醒脑等功效，常用于治疗颈椎病、肩周炎、恶寒头痛等病症。

（九）捏法

以拇指与示指、中指或拇指与其余四指的指面对称性地夹持住穴位相对用力挤压，并一紧一松逐渐移动者，称为捏法。本法具有舒筋通络、行气活血等作用，用于疲劳性四肢酸痛、颈椎病等，也可用于小儿捏脊，治疗患儿胃肠道各种病症，是一种很好的小儿保健法（图6-42）。

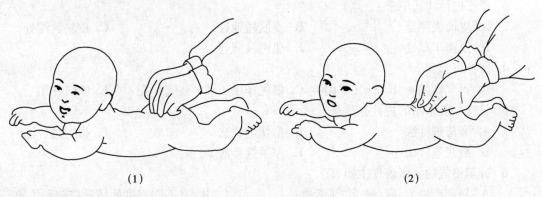

(1)   (2)

图6-42 捏法

三、穴位按摩的适应证和护理

（一）适应证

穴位按摩适用范围相当广泛，可应用于内科、外科、妇科、儿科、骨伤科等各科疾病的治疗和护理。如内科疾病的感冒、哮喘、胃痛、泄泻、便秘、失眠、瘫痪等，外科手术后的粘连，妇科疾病的痛经等，儿科疾病的消化不良、泄泻、遗尿、小儿麻痹后遗症，骨伤科的腰椎间盘突出症、颈椎病、软组织急性扭挫伤、慢性劳损、骨质增生、骨折及关节脱位等疾病的恢复期等。

（二）护理

1. 病人刚到诊室，应休息片刻再接受穴位按摩。协助病人采取舒适、放松的体位，穴位按摩时局部会产生酸麻胀重的感应，属正常操作反应，应提前向病人做好解释。

2. 操作前应修剪指甲，以防损伤病人皮肤。

3. 操作时根据医嘱和腧穴部位的不同，正确运用手法。用力要均匀、柔和、持久，禁用暴力。随时询问对手法反应，及时调整或停止操作。

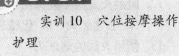

边学边练

实训10　穴位按摩操作护理

4. 穴位按摩一般 10 次为 1 个疗程,疗程间可休息 1~2 天。

5. 按摩巾用后应换洗消毒,以防交叉感染。

6. 下列疾病禁用穴位按摩疗法　急性传染病;各种感染性疾病,如丹毒、脓肿、骨髓炎、骨结核、蜂窝织炎、化脓性关节炎等;皮肤病的病变部位,如溃疡性皮炎等;各种恶性肿瘤;出血的部位;内脏器质性病变;骨折移位或关节脱位;极度疲劳或酒醉后;严重心脏病及精神病病人。此外,妇女经期或妊娠期腹部和腰骶部不宜按摩。

（刘鹏妹　杨磊）

自测题

1. 选择毫针时,针尖应
   A. 锋锐　　　　B. 带钩　　　　C. 圆钝　　　　D. 弯曲　　　　E. 折断

2. 下列选项中**不属于**导致晕针的原因的是
   A. 精神紧张　　B. 体质虚弱　　C. 采用卧位　　D. 劳累过度　　E. 饥饿过度

3. 舒张进针法适用于
   A. 皮肉浅薄处　　　　　　B. 皮肤松弛处　　　　　　C. 皮肤紧绷处
   D. 肌肉丰厚处　　　　　　E. 肌肉浅薄处

4. 留针可起到
   A. 得气作用　　B. 行气作用　　C. 催气作用　　D. 候气作用　　E. 吹气作用

5. 长针一般采用的进针方法是
   A. 夹持进针法　　　　　　B. 爪切进针法　　　　　　C. 提捏进针法
   D. 舒张进针法　　　　　　E. 单手进针法

6. 针刺得气的临床表现主要有
   A. 局部产生酸、麻、胀、重等感觉　　　　B. 有不同程度的感觉扩散和传导
   C. 医生手下有紧涩感　　　　　　　　　　D. 针下紧涩,提插捻转时疼痛
   E. 捻转不动

7. 针身与所刺部位皮肤呈 90°角刺入,称为
   A. 直刺　　　　B. 斜刺　　　　C. 平刺　　　　D. 横刺　　　　E. 弯刺

8. 行针的基本手法有
   A. 提插法　　B. 刮柄法　　C. 弹针法　　D. 提捏法　　E. 捻搓法

9. 与上肢相应的耳穴分布在
   A. 耳垂　　　B. 耳屏　　　C. 耳舟　　　D. 耳轮　　　E. 耳甲腔

10. 与腹腔脏器相应的耳穴多分布在
    A. 耳甲腔　　B. 耳舟　　　C. 耳甲艇　　D. 耳轮　　　E. 耳垂

11. 针灸并用的方法是
    A. 温针灸　　B. 温和灸　　C. 瘢痕灸　　D. 隔盐灸　　E. 隔姜灸

12. 瘢痕灸是指下列方法中的
    A. 非化脓灸　B. 化脓灸　　C. 直接灸　　D. 间接灸　　E. 隔盐灸

13. 慎用灸法的病证为
    A. 慢性病　　　　　　　　B. 阴虚内热　　　　　　　C. 阳气不足
    D. 寒证　　　　　　　　　E. 虚寒证

14. 灸法的作用**不包括**
    A. 温通经脉　　　　　　　　B. 行气活血　　　　　　　　C. 回阳救逆
    D. 清热除湿　　　　　　　　E. 散寒活血

15. 间接灸包括
    A. 隔盐灸　　　B. 温和灸　　　C. 瘢痕灸　　　D. 雀啄灸　　　E. 温针灸

16. 艾绒应选择
    A. 陈久的　　　B. 褐色的　　　C. 新产的　　　D. 掺杂物的　　　E. 腐蚀过

17. 禁灸部位**不包括**
    A. 孕妇腹部　　　　　　　　B. 皮肤破溃处　　　　　　　C. 面部
    D. 足三里穴　　　　　　　　E. 大血管处

18. 隔姜灸可以治疗的病证**不包括**
    A. 虚寒性吐泻　　　　　　　B. 虚寒性腹痛　　　　　　　C. 水肿
    D. 结核病　　　　　　　　　E. 寒证

19. 将艾条点燃一端在施灸部位上下活动施灸的是
    A. 温和灸　　　B. 温针灸　　　C. 雀啄灸　　　D. 间接灸　　　E. 隔盐灸

20. 运用灸法治疗久泄、脱肛、其作用是
    A. 温经散寒　　　　　　　　B. 消瘀散结　　　　　　　　C. 扶阳固脱
    D. 清热除湿　　　　　　　　E. 健脾和胃

第七章　饮食调护

学习目标

1. 具有应用饮食调护的基础理论,指导药膳饮食与调护的能力。
2. 掌握饮食调护的基本原则。
3. 熟悉常见食物的性味功效和适应证。
4. 了解各类药膳饮食及护理。

　　饮食调护是针对各种疾病需要和饮食习惯,调整摄入的饮食种类,以达到治疗、预防疾病目的的一种方法。《内经》中强调:"毒药攻邪,五谷为养,五果为助,五畜为益,五菜为充,气味合而服之,以补精益气。"又曰:"形不足者,温之以气,精不足者,补之以味。"说明药物配合饮食治疗,既可减少"毒药"对人体的损害,又能补精益气,从而提高治疗效果。

第一节　饮食调护的理论基础

工作情景与任务

导入情景:

　　刘大爷因头晕目眩住院,经检查诊断为肝阳上亢之眩晕,服用平肝息风药后病情明显好转。一天其女儿为其送饭,护士小李询问饭的种类得知有红烧牛肉、青菜豆腐、鸡汤及米饭。

工作任务:

　　对刘大爷及其家人进行该病证的饮食指导。

一、食物的性味

　　药食同源,食物也同药物一样具有四气五味、升降沉浮的性能,只是食物的性能较之药物温和,临床上将常用食物分为温性、热性、凉性、寒性、平性。体质不同、季节不同、病证不同,其饮食也不同,饮食调护得当,可提高疗效,缩短病程,反之则可加重病情。

(一)各类食物主要功效及适应证

1. 温性食物　能补中益气,健脾养胃,补肾填精,养心安神,解毒散瘀,润燥通便。临床用于脾胃虚弱,便溏腹泻,久病衰弱;腰膝酸软,阳痿遗精;气血两虚,失眠健忘;肠燥便秘;外感风寒等。

2. 热性食物 能温中散寒,温肾壮阳,解毒止痛。临床用于肾虚腰膝酸软,风寒湿痹,脘腹冷痛等。

3. 凉性食物 能清热解毒,凉血通络,利尿消肿。临床用于疮痈、淋证等。

4. 寒性食物 能生津润燥,清热解毒,软坚散结,利水。临床用于肺燥咳嗽,热病、血热出血,肠燥便秘,尿路感染等。

5. 平性食物 能滋阴健脾和胃,补益气血,生津润燥,除湿利水,养血安神。临床用于久病虚弱,气血两虚;肺燥咳嗽,肠燥便秘;失眠;小便不利等。

（二）常见食物的性味、功效、适应证

见表 7-1 至表 7-5。

表 7-1 常用温性食物性能简表

	品名	性味	功效	适应证	禁忌及注意事项
温性食物	高粱	甘温	温中健脾,涩肠止泻	脾胃虚弱,便溏腹泻	实热中满腹胀不宜用
	糯米	甘温	补中益气,暖脾胃	脾胃气虚、胃寒疼痛、气短多汗	热证及脾失健运者禁用
	鸡肉	甘温	健脾补虚,益气养血	体虚,气血不足,阳虚畏寒,纳呆	实热证禁用,痼疾忌公鸡肉
	羊肉	甘温	益气补虚,温肾助阳	阳虚畏寒,气血不足	外感时邪、阴虚火旺、疮疡疔肿、皮疹禁用
	牛肉	甘温	补中益气,健脾养胃	脾胃虚弱,气血虚亏	痼疾和疮疡皮疹等皮肤病禁用
	牛乳	甘微温	补虚生津,益肺养胃	气血不足,阴虚劳损,日常进补	不宜空腹饮用
	鲤鱼	甘微温	健脾开胃,利水消肿	水肿,腹水,缺乳	便秘、皮肤瘙痒、痘疹不宜用
	虾	甘温	补肾壮阳,通乳,托毒	阳虚,缺乳,宫寒不孕,寒性脓疡	热证、各种皮肤病禁用
	海参	甘咸平	养血润燥,补肾益精	精血亏损,浮肿,阳痿遗精	痰湿内盛、便溏、腹泻不宜用
	大枣	甘温	补中益气,养血安神	中气不足,气血两虚	湿盛脘腹胀满、热盛禁用
	桂圆	甘温	补益心脾,养血安神	气血不足,心脾两虚,失眠,健忘	痰火、湿滞、中满气壅、疖疮、妊娠禁用
	荔枝	甘酸温	养血填精,益气补心	久病体弱,呃逆,泄泻禁用	血证、素体热盛及阴虚火旺
	胡桃仁	甘温	补肾温肺,润肠通便	虚寒喘咳,肾虚腰痛,	痰热咳嗽、阴虚火旺、便溏不宜用
	山楂	酸甘微温	消食化积,散瘀行滞	食滞,泄泻,瘀血内积	脾胃虚弱、龋齿不宜用
	板栗	甘温	健脾养胃,补肾强筋	肾虚腰膝无力,脾虚泄泻	痞满、疳积、食滞禁用

续表

品名	性味	功效	适应证	禁忌及注意事项
桃子	甘酸温	生津解渴,和胃消食	便秘	痈肿、疮疖、经期、妊娠不宜用
杨梅	甘酸温	生津润肠,活血消积	伤暑口渴,腹胀,吐泻	痰热不宜用
杏	甘酸温	润肺定喘,生津止渴	咳嗽,口渴	痈疖、膈上有热者慎用
韭菜	辛温	温中行气,温肾呕吐	呃逆,便秘,阳痿	阴虚内热、胃热、目疾、疮疡禁用
大葱	辛温	散寒解表,通阳	外感风寒,头痛鼻塞,皮肤麻痹不仁	狐臭者不宜食用
小茴香	辛温	祛寒止痛,理气和胃	下腹冷痛,胃寒胀痛,呕吐,回乳	阴虚火旺、胃有热者禁用
生姜	辛温	发散风寒,温中止呕	风寒感冒,胃寒腹痛,呕吐,解鱼蟹毒	热证、阴虚发热禁用
芫荽	辛温	发表透疹,芳香开胃	麻疹不透,外感风寒,消化不良	皮肤疾患禁用
南瓜	甘温	补中益气,除湿解毒	消渴,肺痈,咳喘,腹水	气滞湿阻、腹胀、纳差不宜
红糖	甘温	补血,活血,散寒	虚寒腹痛,产后恶露未尽,血虚证	糖尿病、龋齿禁用
食醋	酸苦温	散瘀止血,解毒,消食	胃酸过少,过食鱼腥,瓜果中毒	胃酸过多、外感风寒、筋脉拘急禁用

表7-2 常用热性食物性能简表

	品名	性味	功效	适应证	禁忌及注意事项
热性食物	桂皮	辛甘	温中补阳,散寒止痛	脘腹寒痛	热证、阴虚内热、咽痛、妊娠慎用
	大蒜	辛热	温中消食,解毒	疫毒,风寒,痢疾,食欲不振	阴虚火旺者慎用
	辣椒	辛热	温中散寒,健胃消食	寒凝腹痛吐泻,纳少,风寒湿痹	热证、阴虚火旺、目疾、疖肿、痔疮、一切血证、妊娠慎用
	花椒	辛温	温中散寒,止痛,杀虫	虚寒腹痛,蛔虫腹痛,阴痒	阴虚火旺、妊娠禁用
	胡椒	辛热	温中下气,消痰,解毒	虚寒胃痛,肺寒痰多,宿食不化	阴虚内热、血证、痔疮、妊娠禁用
	狗肉	甘咸热	补中益气,温肾壮阳	脾肾阳虚,腰膝酸软,形寒肢冷	热证、阴虚、出血性疾病、妊娠禁用
	白酒	辛热甘苦	通脉,御寒,行药势	气滞,血瘀,风寒湿痹	热证、阴虚内热、血证、妊娠禁用

表7-3 常用凉性食物性能简表

	品名	性味	功效	适应证	禁忌及注意事项
凉性食物	小麦	甘凉	养心益肾,健脾和胃	失眠健忘,虚热盗汗	
	大麦	甘咸凉	和胃,消积,利水	小便淋沥疼痛,消化不良	哺乳妇女忌麦芽
	小米	甘凉	和中益肾,除湿热	脾胃虚热,失眠,产后	
	黄花菜	甘凉	养血平肝,利水消肿	头晕,水肿,各种血证,缺乳	不宜生食
	丝瓜	甘凉	清热解毒,凉血通络	胸胁疼痛,乳痛,筋脉挛急	脾胃虚寒慎用
	萝卜	甘辛凉	消食下气,清热化痰	食积气胀,咳嗽痰多,口渴,解酒,解鹿茸过量	脾胃虚寒慎用,忌与人参等温补药同服
	芹菜	甘苦凉	清热凉血,平肝息风	肝阳上亢,头痛头晕,烦躁,失眠	消化不良、低血压不宜用
	菠菜	甘凉	养血止血,润燥止渴	血虚头晕,两目干涩,便秘,痔瘘便血	脾虚泄泻、泌尿系结石不宜用
	茄子	甘凉	清热,活血,通络	疮疡肿毒,便秘,风湿痹证	虚寒腹泻、眼疾不宜用
	柠檬	酸凉	生津止咳,祛暑,安胎	热病口渴,中暑,妊娠恶阻,高血压	风寒表证、溃疡病慎用
	茶叶	苦甘凉	清热利尿,消食	小便不利,痢疾,烦渴,食欲不振,暑热烦渴,小便短赤,痈肿疮毒	脾胃虚寒、便溏不宜用
	豆腐	甘凉	益气生津,清热解毒	脾胃虚弱,消渴	

表7-4 常用寒性食物性能简表

	品名	性味	功效	适应证	禁忌及注意事项
寒性食物	梨	甘酸寒	清热生津,止咳消痰	肺热咳嗽,醉酒,热病津伤便秘	脾虚便溏、寒咳、胃寒呕吐、产后不宜用
	柿子	甘涩寒	清热润肺,止渴	咯血,溃疡病出血;尿血,痔疮便血	外感咳嗽、痰湿内盛禁用,勿与蟹、酒、红薯同食
	甘柚	酸寒	健胃消食,生津,解酒	口渴,食滞,消化不良,醉酒	风寒感冒、痰喘、脾胃虚寒慎用
	柑	甘微寒	生津止渴,醒酒,利尿	热病口渴,咳嗽多痰,便秘,醉酒	
	橙	甘酸微寒	宽胸止呕,解酒,利水	热病呕吐,二便不利,醉酒	脾阳虚者不可多食
	桑葚	甘寒	滋阴补血,生津润肠	阴血虚之眩晕,失眠,须发早白,血虚肠燥便秘	脾虚便溏禁用

续表

品名	性味	功效	适应证	禁忌及注意事项
香蕉	甘寒	清肺润肠,解毒	热病伤津,溃疡病,痔疮,习惯性便秘	便溏、慢性肠炎禁用
西瓜	甘寒	清热解暑,生津止渴	中暑,高热烦渴,泌尿系感染,口舌生疮,高血压	中寒夹湿禁用,产后少吃
甘蔗	甘微寒	清热和胃,生津润燥	热病口渴,大便燥结,血证,醉酒,燥咳,呕吐反胃,妊娠恶阻	脾虚便溏者慎用
苦瓜	苦寒	清热解毒,祛暑	伤暑发热,热病口渴,目赤肿痛,热痢	脾胃虚寒者不宜多吃
竹笋	甘寒	利膈下气,清热痰,解油腻	肥胖,食滞腹胀,醉酒,麻疹初起	病后、产后、易复发疾病不宜用
荸荠	甘寒	清热化痰,消积	高血压,咽喉肿痛,胸腹胀满,便秘,口舌生疮,热咳,月经过多	便溏、血虚者少吃
西红柿	甘酸微寒	生津止渴,健胃消食	热病发热,口干渴,食欲不振	泌尿系结石、脾胃虚寒者不宜多吃
莲藕	甘寒	清热生津,凉血散瘀	热病烦渴,热淋,出血证,熟食可健脾	寒证忌用,脾胃虚弱者宜熟食
豇豆	甘微寒	健脾和胃,补肾	脾胃虚弱,吐泻下利,遗精带下	气滞便秘不宜用
海带	咸寒	软坚散结,利水	瘿瘤,瘰疬,结核,水肿,乳癖	脾胃虚寒者不可多吃
紫菜	甘咸寒	清热利尿,化痰软坚	淋巴结核,肺脓肿,甲状腺肿大	皮肤病、化脓性炎症慎用

表7-5 常用平性食物性能简表

	品名	性味	功效	适应证	禁忌及注意事项
平性食物	玉米	甘平	和中开胃,除湿利尿	腹泻,水肿,小便不利,黄疸	
	粳米	甘平	健脾和胃,除烦止渴	脾胃虚弱,纳呆,泄泻,乏力	
	扁豆	甘平	健脾和中,消暑化湿	暑天吐泻水肿	
	大豆	甘平	健脾宽中,润燥利水	诸虚劳损,便秘,消渴	素体痰盛者勿多吃
	红薯	甘平	补中和血,益气生津	湿热黄疸,习惯性便秘	中满腹胀、胃酸过多慎用
	豆浆	甘平	补虚润燥	纳呆,阴虚燥热,皮肤粗糙	
	鸭肉	甘咸平	滋阴养胃,利水消肿	阴虚内热	外感风寒、脾虚泄泻禁用

续表

品名	性味	功效	适应证	禁忌及注意事项
鹅肉	甘平	益气补虚,和胃止渴	阴虚发热,胸闷	湿热内蕴、高血压、疮疡禁用
鹌鹑	甘平	健脾益气	气血不足,营养不良,食欲不振	
鸡蛋	甘平	滋阴养血,养血安神	气血不足,失眠烦躁	
猪肉	甘平	补气养血,益精填髓	体质虚弱,营养不良,肌肤枯燥	
燕窝	甘平	养阴润燥,补中益气	气阴两虚,肺虚咳喘,疳积	
甲鱼	甘凉	滋阴凉血,养精填髓	阴虚体弱,精气不足,癥瘕	脾胃阳虚慎用
白果	甘苦涩平	收敛定喘,止带	喘咳,痰多,白浊带下	有小毒,多食易引起中毒
蜂蜜	甘平	补脾润肺,润肠通便	脾虚食少,肺虚燥咳,肠燥便秘	湿热痰滞、胸腹痞满、便溏泄泻慎用
葡萄	甘酸平	补益气血,健胃利尿	痿痹,食欲不振,小便涩痛	多食生内热,不宜过多
橘子	甘酸平	开胃理气,止渴润肺	食欲不振,恶心呕吐,妊娠恶阻	食多可化火生痰
苹果	甘酸平	补心益气,生津和胃	便秘,慢性腹泻,食欲不振	
菠萝	甘酸平	清暑解渴,消食利尿	中暑发热烦渴,消化不良	
花生	甘平	补脾润肺,养血和胃	气血亏虚,脾胃失调,体弱便秘	腹泻便溏不宜用,炒后性温,多食易生热
山药	甘平	健脾益气,补肺益肾	脾虚便溏,肺虚咳喘,肾虚带下,消渴	湿盛中满、肠胃积滞慎用
土豆	甘平	健脾益气	食欲不振,体弱,便秘	发芽、腐烂发青的土豆有毒,禁用
莲子	甘涩平	补脾固涩,养心益肾	脾虚泄泻,肾虚遗精、带下、崩漏等	便秘、中满痞胀慎用
芋头	甘辛平	消核散结	淋巴结核	食滞胃痛、肠胃湿热禁用
胡萝卜	甘平	健脾和胃下气	脘闷气胀,便秘,小儿痘疹	忌与醋同食
白菜	甘平	清热除烦,通便利肠	口干渴,大便秘结	
木耳	甘平	滋阴养胃,益气和血	气血不调,肢体疼麻,产后血虚,崩漏	脾虚便溏泄泻慎用
蘑菇	甘平	健脾开胃,透疹	食欲不振,久病体弱,麻疹不透	生食谨防中毒

二、常见食物的分类

1. 主食类　以大米、小麦、玉米、高粱等谷类食物为主,制成的米饭、糕点、小吃等。可适当加入红枣、花生、豆类等,合理搭配,增强营养。

2. 蔬菜类　蔬菜类有菌类、藻类、野菜类、瓜菜类等。菌类如各种人工菌、野生可食用菌,有滋养补益作用;藻类如紫菜等多以软坚、化痰、利尿为主;野菜类如荠菜、车前草等有清热除烦、通利大小便、化痰止咳等功效;瓜菜如黄瓜有生津止咳作用,韭菜、葱、蒜等能温中散寒。

3. 干果类　干果类主要有粮食、豆类、水果等。以粮食为主,多为种子和种仁,如薏苡仁能补益脾胃、利水除湿,止泻;豆类如黑豆能滋养补益;胡桃仁、火麻仁、甜杏仁能润肠通便。以上食物中,谷物主要含淀粉,其次是植物蛋白质、维生素、无机盐;豆类和干果富含蛋白质、不饱和脂肪酸、糖类等,尤其适于心血管疾病病人及老年人。

4. 水果类　水果类有桃、李、梨、柑橘等。其味甘、酸,多汁的水果,有生津止咳、清热除烦、开胃、润燥、化痰、利尿通便等作用;无花果、大枣、龙眼肉、枸杞等有补血、补益肝肾的功能。水果中还含有大量的维生素及微量元素、糖、纤维素等,故消渴病人、脾胃虚弱者应慎用、少用。

5. 花茶类　花茶类主要有清热除烦、生津止渴的作用,部分香花如茉莉花、玫瑰花有化湿和中、理气解郁的功效。

6. 禽兽虫蛇类　禽兽虫类食物具有较好的补益作用,能补益脾胃、补血、补肝肾。兽类内脏有"以脏补脏"之说,禽蛋是很好的补益品。虫类的臭壳子虫民间用于治肿瘤及肿瘤晚期的疼痛,九香虫能理气止痛,蝗虫能止痉止咳,蛇有祛风湿的作用。动物蛋白类虽营养价值高,但不能食用属于国家野生保护种类的动物。

7. 海、水产类　海、水产类以鱼类为主,能补益脾胃、补血、利水除湿;海参、虾能补肾助阳;龟、鳖补益肝肾;蚌、蛤多能滋养肾肾;部分有明目生津止渴的功能。

8. 调料类　调料类食物有糖、醋、酒、酱油、盐、姜葱、辣椒等。糖类有补益、和中、缓急功用;醋、酱油能开胃、助消化;酒能散寒、行血;姜、椒能温中散寒;盐是体内必需的电解质,在体液平衡调节中起着重要作用。

第二节　饮食调护原则

一、调护的原则

1. 定量定时　饮食应有节制,三餐应定时、定量,以免打乱饮食规律,不可过饥过饱,忌暴饮暴食。

2. 搭配合理　饮食要多样化,主食、辅食、蔬菜以及色香味搭配合理,才能使机体吸收的营养达到平衡,以维持机体的生理功能。

3. 新鲜清洁　饮食要新鲜、清洁,禁食腐烂、变质、污染的食物及病死的家禽或牲畜,以免导致传染病、胃肠疾病或加重病情。

4. 饮食环境 饮食环境要安静、整洁,温湿度适宜,进食要专心,食后不可即卧,晚上临睡前不要进食。

5. 饮食忌口 注意忌食:一是药后忌口,如服药期间忌酸、冷、黏腻、气味腥臭等食物;二是疾病忌口,如消渴病人忌糖,水肿病人忌盐,肝病晚期忌各种肉类,过敏性疾病、皮肤病忌食鱼虾、蟹等发物类食物。

二、饮食调护种类

食物中仅有少量的蔬菜和干鲜果品可直接食用,大多数食物原材料都需要加工烹调后才能食用。饮食调护种类分为主食、汤羹、粥食、膏滋、散剂、菜肴、饮料等。

1. 汤羹类 汤羹以水和食物一同蒸、炖、煮而成,可根据食物的性味加入适当的调料,食用时饮汤、食渣。汤羹有汤和羹之分,较稀者为汤,较稠厚者为羹。所用食物有蛋、肉、鱼、海味及莲子、银耳等,如鲜鲫鱼汤、银耳莲子羹等。

2. 粥食类 一般以米、大小麦片、薏苡仁、绿豆等单独加水或再加入其他果实、肉类或蔬菜等同煮成半流体状,适当调味,适用于老幼和脾胃虚弱者。

3. 主食类 南方习惯以大米为主要原料,如米饭、卷粉、米线、年糕、饵块等;北方以面粉为主要原料,如馒头、包子、饺子、大饼、面条等。主食为中国人饮食中热量的主要来源。

4. 膏滋类 一般以补益性食物加水煎煮,取汁液浓缩至一定稠度再加入蜂蜜或白糖、冰糖,熬制成半固体状食用,一般以补益为主。

5. 散剂类 将干果或谷类食物晒干、炒熟,研磨成细粉。如炒面、芝麻糊等,食用时用沸水调匀直接食用,还可拌于其他食物中食用。

6. 菜肴类 包括具有食疗作用的荤素菜肴的总称。种类繁多,食物中除主食外,几乎都可归为菜肴,其制作方法有煎煮、炒、蒸、烩、炖、烧、爆、炸、溜、渍、腌、凉拌等,一般都要根据需要加入不同调料,由于菜肴品种不同,加工方法不同,因而吃法和作用各异。

7. 饮料类 常见的有乳、酒、果汁、菜汁、茶等,各类饮料由于性味、调制方法不同而呈不同的功效,应因人而异选用。

三、饮食调护适应证

1. 温补类饮食 适用于先天不足、久病虚弱、阳虚或寒证。不适用于阴虚火旺、阳证、热证、火毒证、阴亏血虚和湿热证病人。

2. 清补类饮食 适用于先天不足、素体虚弱、久病亏损、阴虚阳亢、阳证、热证、火毒证及暑热证。阳虚阴盛证、寒证及痰湿证、阴疽、阴毒病人不用。

3. 平补类饮食 常用于寒、热偏颇不明显或寒热错杂、阴阳两虚者,也是大多数健康人的饮食范围,无特殊禁忌。

4. 辛辣类饮食 主要适用于寒证。阳证、热证、目赤肿痛、皮肤病禁用。

5. 发物类饮食 适于健康人食用。向病人做好解释,以免加重病情或诱发痼疾。

6. 特殊饮食禁忌 如服人参忌食萝卜,服荆芥忌吃鱼蟹。

第三节 药膳饮食与调护

 工作情景与任务

导入情景:

　　产科病房王女士,5 天前剖宫产下一 3.6kg 的男婴,母子平安。现产妇恶露量多,大便干结,小便短少,舌红苔黄。

工作任务:

　　请给该产妇配制一道药膳。

一、解表类药膳与调护

(一) 解表类药膳

　　解表类药膳以汤剂、粥食或茶疗为主,具有解表散寒作用的常用食物有葱、姜、胡荽、辣椒、芥菜、豆豉等,用于风寒表证;具有疏散风热作用的有菊花、金银花等,主要用于风热表证。

　　1. 紫苏生姜汤　紫苏叶 30g,生姜 10g,水煎服。用于风寒感冒轻证,汤中加入红糖,有益胃气、助发汗的作用。

　　2. 桑菊薄荷茶　桑叶 10g,菊花 6g,薄荷 10g,金银花 10g,沸水泡后当茶饮。用于风热感冒、头痛咽痛者。

　　3. 葱豉汤　葱白 25g,淡豆豉 30g,水煎趁热服,民间加入姜、煳辣椒(辣椒烤煳研末)有助发汗之用,用于风寒感冒轻证。

　　4. 葱白粥　葱白 20 根,粳米 60g,加水煮成稀粥,趁热服。用于感冒风寒无汗轻证或感冒初期症状不明显者。

 知识窗

药膳的概念

　　药膳发源于我国传统的饮食和中医食疗文化,是在中医学、烹饪学和营养学理论指导下,严格按药膳配方,将中药与某些具有药用价值的食物相配伍,采用我国独特的饮食烹调技术制作而成的具有一定色、香、味、形、养的美味食品。既将药物作为食物,又将食物赋以药用,药借食力,食助药威,二者相辅相成,相得益彰;既具有较高的营养价值,又可防病治病、保健强身。

(二) 护理

　　解表类药膳宜温服,服后进热饮,卧床盖被以达发汗祛邪的目的。以微汗为宜,大汗则损伤正气,耗伤阴液;避风寒,忌生冷食物;一般不与解热镇痛药同服,以防出汗过多;饮食宜清淡,忌生冷、酸味食物。

二、润下类药膳与调护

（一）润下类药膳

适用于病后、产后，年老体虚所致的便秘。药膳以汤剂、粥食、膏滋、鲜汁、茶饮为佳。通利大便的常用蔬菜有胡萝卜、白菜、油菜、菠菜、青菜、蒲公英、蕨菜、竹笋等富含纤维素的食物；果仁类有火麻仁、松子、花生、甜杏仁、胡桃仁等富含不饱和脂肪酸的食物；水果类有香蕉、桃子、罗汉果、桑葚等；其他如蜂蜜等。

1. 煮香蕉　带皮香蕉 2 个，加水煮熟连皮吃。能润燥滑肠，通利大便，用于痔疮病人大便干结，便后出血；香蕉去皮吃，可促进肠功能恢复，用于腹部手术后肠胀气，有润肠通便和补钾的作用。

2. 麻仁苏子粥　火麻仁 15g，紫苏子 15g，加水研磨，取汁分两次煎粥食。用于产后便秘，老人、虚弱之人的便秘。

3. 鲜笋粥　鲜竹笋 60g，煮熟切片，加 100g 粳米，以水适量煮成稀粥，加少许油盐调味食用。用于大肠有热，便结难通。

4. 双仁冲剂　甜杏仁 15g，胡桃仁 15g，也可多量各半，微炒研磨成末加蜂蜜开水早晚冲服，用于阴虚血亏、肠燥便秘或老年习惯性便秘。

（二）调护

1. 润下类食物一般应空腹或睡前服用，得通则止。

2. 服食后未达预期目标可辅以腹部按摩，以单手或双手示指、中指、无名指重叠于右下腹升结肠-横结肠-降结肠-乙状结肠解剖走行环形由轻到重，再由重至轻按摩，达乙状结肠后再适度用力按摩，刺激肠蠕动，以助排便。

3. 如服食后大便次数增多，有轻微腹痛，一般不需处理；如腹泻次数和量明显增多者，嘱卧床休息，适当饮糖盐水，以防虚脱。

4. 服药期间，饮食应清淡易消化，忌生冷、坚硬、油腻、辛辣干燥之品，鼓励病人多吃水果和含纤维素高的蔬菜。

三、清热类药膳与调护

（一）清热类药膳

大多为蔬菜、鲜果、香花茶料类食物，可制成汤剂、粥、饮、茶、散等。常用的如菠菜、白菜、黄花菜、竹笋、蕨菜、茄子、黄瓜、苦瓜、藕、小蓟、马齿苋、蒲公英、茶叶、李子、苹果、绿豆、大麦、小麦、鳖肉等。

1. 马齿苋粥　马齿苋 250g，粳米 60g，加水适量，煮成稀粥，空腹食。用于痢疾便血，湿热腹泻。

2. 蕨菜散　蕨菜研末，每次 6 ~ 10g，米汤送下。用于湿热腹泻或痢疾。

3. 苦瓜散　苦瓜一个去瓤，晒干，焙干研末，每次 5g，灯心草煎汤送服。或用鲜苦瓜汁，每次半杯。用于肝经有热，目赤肿痛。

4. 凉血五汁饮　鲜藕、鲜地黄、鲜小蓟根、鲜牛蒡根各等份，绞汁 1 碗，加蜂蜜 1 汤匙，搅匀，不拘时少饮之，用于血热出血。

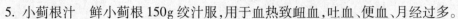

5. 小蓟根汁　鲜小蓟根 150g 绞汁服,用于血热致衄血,吐血、便血、月经过多。

（二）调护

清热类药膳对胃黏膜有一定刺激性,宜饭后服;服食期间宜进清凉饮食,忌辛辣油腻;脾胃虚寒者慎用,孕妇慎用或禁用。

四、祛暑类药膳与调护

（一）祛暑类药膳

用于夏季暑热伤津证或预防中暑。药膳以鲜汁、饮料为佳,常用食物以鲜果、蔬菜为主,如番茄、白菜、菠菜、藕、苦瓜、西瓜、黄瓜、梨子、苹果、芒果、石榴、杨梅、甘蔗、茶叶、绿豆等。

1. 西瓜汁　西瓜瓤 500g,绞汁饮用。绞汁放 4℃冷藏后饮用更好。用于暑热伤津,舌燥烦渴等。

2. 菠萝汁　菠萝 1 个去皮、眼,绞汁饮用。用于伤暑或热病烦渴。

3. 鲜藕白蜜汁　鲜藕 120g 绞汁,加白蜜 6g,搅匀服。用于暑热或热病伤津。

4. 杞味茶　枸杞子、五味子各等份,研为粗末,每次 10g 沸水浸泡,当茶饮。用于"疰夏"证。

5. 绿豆汤　绿豆 100g,用冷水发开,加水 500g,小火煮至豆开花,加适量糖,冷却后 4℃保存,随时饮用,有清热解暑功效。

（二）调护

若伤暑者大汗淋漓,在食疗时还需要配合输液,补充电解质;另外宜适度饮用各类果汁。

五、温里类药膳与调护

（一）温里类药膳

所用食物多辛温、辛辣,如大蒜、辣椒、红糖、酒、生姜、花椒、胡椒、小茴香、八角、桂皮等。

1. 胡椒生姜汤　生姜 30g 微煨,胡椒 1g,研末,加水煎汤服,用于胃寒呕吐哕逆。

2. 红枣胡椒丸　大枣(去核)7 个,每个放入胡椒 7 粒,蒸至极熟,共捣为丸,每次服 1g,温开水送下。用于胃寒腹痛。

3. 生姜红糖汤　生姜 250g,绞汁,加红糖 150g,小火同煎至糖完全溶化,每次半汤匙,温开水送服。用于肺寒咳嗽、胃寒呕逆。

4. 小茴香丸　小茴香 15g,胡椒 15g,酒糊为丸,每次 6g,温酒送下,用于寒疝腹痛。

（二）调护

服温里类药膳期间防止风寒,注意保暖;进温热饮食以加强药效,忌生冷寒凉之品;本类药膳多辛温香燥,易伤津液,阴虚津亏者慎用。

六、补益类药膳与调护

（一）补益类药膳

补益类药膳分温补、清补、平补。温补如牛、羊、狗、鸡、乌鱼、鲤鱼、黄鱼、韭菜、大豆、洋葱等,方法多用煎、烧、炒、蒸、煮;清补如净瘦猪肉、海参、鸭、甲鱼、田鸡、鳝鱼、蚌肉、萝卜、菠菜、冬瓜、藕、百合等,方法用蒸、煮、炖、凉拌;平补如猪肉、鹅肉、鸡蛋、花生、土豆、莲子等。

1. 蜂蜜蒸百合　百合 120g,蜜 30g,拌匀,蒸至熟软,时时含服,咽津、嚼食。用于肺阴不足,燥热干咳、咽喉干痛。民间有百合扣肉蒸食,百合粥有同效。

2. 消渴救治丸 黑豆(炒香)、天花粉各等份,研为细末,面糊为丸。每次 15g,2 次/日,服时用 15g 黑豆煎汤送服,用于肾虚消渴。

3. 当归生姜羊肉汤 羊肉 250g,当归 30g,生姜 15g,水煎至肉烂熟,去渣服汤。用于脾胃虚寒,里急腹痛或气血不足,中阳不振。

4. 莲肉糕 莲子肉、糯米各 200g,炒香,茯苓 100g,共研为细末,白糖适量,加水调和蒸熟压平,冷后切块即可。用于脾胃虚弱,饮食不化,大便稀溏等。

(二) 调护

补益类药膳宜饭前或空腹食用,以利吸收;鼓励病人长期服用。脾胃虚弱消化不良者慎用或同用消导药;外感期间勿用。忌油腻、辛辣、生冷及高纤维食物。

七、安神类药膳与调护

(一) 安神类药膳

常用黄花菜、百合、秫米、小麦、莲子、龙眼肉、大枣、猪心、牡蛎肉等。

1. 百合地黄汤 百合 60g,生地黄 30g,加水煎服。用于百合病,精神恍惚,虚烦失眠,口苦、小便赤等。

2. 半夏秫米汤 半夏 10g,秫米 30g,煮稀粥食。用于胃气不和、夜不得眠。

3. 甘麦大枣汤 大枣 50g,小麦 10g,甘草 10g,加水煎汤服。用于妇女脏躁,悲伤欲哭,喜怒无常,心烦不安等。

4. 莲子百合麦冬汤 莲子 30g(带心),百合 30g,麦冬 15g,加水煎服。用于病后余热未尽,心阴不足,心烦不眠。

(二) 调护

安神类药膳宜睡前半小时服用,保持室内安静;做好心理调护,避免睡前兴奋;饮食宜清淡平和,忌辛辣、肥甘、酒、烟、茶、咖啡,晚饭不宜过饱。

八、理气类药膳与调护

(一) 理气类药膳

常用食物如洋葱、薤白、萝卜、大头菜、刀豆、小茴香、八角、玫瑰花、杨梅、橙饼、橘饼、全柚等。

1. 鲜韭汁 韭菜 500g,绞汁,每次 50ml,3 次/日,可用红糖调味。用于"胸痹,心中急痛如锥刺",亦可用于噎膈、胃脘痛。

2. 薤根汁 鲜薤白 100g,绞汁顿服。用于心绞痛。

3. 薤白粥 薤白 30g,粳米 50g,加水煮粥服。用于痢疾、泄泻、腹胀满、泻而不畅者。

4. 玫瑰花茶 玫瑰花 6g,佛手 10g,沸水浸泡当茶饮。用于肝胃不和,胁肋胀痛,胃脘胀痛,嗳气少食。

(二) 调护

服用理气类药膳时忌生冷寒凉,脾胃虚弱者应辅以饮食调护;小茴香有回乳作用,哺乳期慎用或禁用。

九、消导类药膳与调护

(一) 消导类药膳

常用的有韭菜、洋葱、大蒜、萝卜、麦芽、苹果、山楂、刺梨、生姜、醋、酱油等。

1. 泡洋葱　洋葱 500g,剖开,淹浸 3~5 日即可食用。用于消化不良,饮食减少或胃酸不足病人。

2. 制大蒜　醋浸大蒜,每次 10g,嚼服。用于少食腹胀或脘腹冷痛。

3. 苹果山药散　苹果 30g,山药 30g,共研为细末,15~20g/次,加白糖适量温开水送服。用于消化不良、少食腹泻或久泻脾阴不足。

4. 鸡内金　民间用鸡内金一个晾干,烤脆研末,每次 1 个,温开水吞服。用于肾结石,消化不良。

（二）调护

消导类药膳宜饭后 1~2 小时服用;饮食宜清淡、易消化、富含营养为宜,忌油煎、厚味、辛辣刺激食品;饭后适度运动,养成定时排便习惯。

十、化痰止咳平喘类药膳与调护

（一）化痰止咳平喘类药膳

常用食物有芥菜、萝卜、生姜、竹笋、白果、百合、甜杏仁、梨子、枇杷、橘饼、鸡血、猪肺、蛤蚧、饴糖等。

1. 艾煨白果　白果 10g,煨熟去壳取仁,陈艾 5g,捣绒,同适量米饭混合成团,将白果包于中央,外用菜叶包裹,放火灰中煨香,取白果食之,2 次/日,用于慢性支气管炎、哮喘属虚寒证者。

2. 百合炖肉　将百合洗净加入已炖熟肉中,再炖至百合软烂即可,食肉喝汤。用于肺燥咳嗽。

3. 百合糯米粥　将百合适量洗净与半熟糯米粥同煮至稀烂,加少许蜂蜜食用,用于无痰干咳。

4. 鲜藕蒸糯米　取鲜嫩孔大的鲜藕一根洗净,切开一端,孔中灌入泡透的生糯米,盖上切开之盖,放蒸笼内把糯米蒸烂,切片食用,有生津止渴、润肺止咳之功效。

（二）调护

化痰止咳平喘类药膳宜空腹食用;饮食宜清淡、易消化,多饮水;环境温湿度适宜,空气新鲜,忌烟酒;鼓励并指导病人咳嗽排痰,适度户外活动。

十一、固涩类药膳与调护

（一）固涩类药膳

主要有燕麦、五味子、山茱萸、杨梅、芡实、莲子、白果、樱桃、石榴、猪脬、羊肉等。

1. 石榴汁　鲜(酸)石榴 1 个绞汁,一次服用。用于痢疾、腹泻无湿热者。

2. 五味子膏　五味子 250g,加水适量,煎熬取汁浓缩成稀膏,加适量蜂蜜,以小火煎沸,待冷备用。每次服 1~2 汤匙,沸水冲服。用于肾虚遗精、滑精、虚羸少气,或肺虚咳喘、短气。

3. 水陆二仙丹　金樱子 120g,去籽,加水适量,小火煎熬成膏,用芡实 120g 研末,二者调成丸剂,每次 6g,酒送服或温开水送下。用于肾虚或脾肾两虚,男子遗精、白浊,妇女带下。

（二）调护

服用固涩类药膳时饮食以富含营养、易消化为宜,忌生冷及刺激性强的食物。观察食疗效果如大便次数、量、色、质;饮食有节,不宜过饥过饱;虚寒证者注意保暖。

（朱文慧）

自测题

1. 香蕉的性质是
   A. 热性　　　B. 温性　　　C. 平性　　　D. 寒性　　　E. 凉性

2. 小麦的性质是
   A. 热性　　　B. 温性　　　C. 平性　　　D. 寒性　　　E. 凉性

3. 萝卜的性质是
   A. 热性　　　B. 温性　　　C. 平性　　　D. 寒性　　　E. 凉性

4. 大枣的性质是
   A. 热性　　　B. 温性　　　C. 平性　　　D. 寒性　　　E. 凉性

5. 木耳的性质是
   A. 热性　　　B. 温性　　　C. 平性　　　D. 寒性　　　E. 凉性

6. 鲤鱼的性质是
   A. 热性　　　B. 温性　　　C. 平性　　　D. 寒性　　　E. 凉性

7. 大蒜的性质是
   A. 热性　　　B. 温性　　　C. 平性　　　D. 寒性　　　E. 凉性

8. 牛奶的性质是
   A. 热性　　　B. 温性　　　C. 平性　　　D. 寒性　　　E. 凉性

9. 海带的性质是
   A. 热性　　　B. 温性　　　C. 平性　　　D. 寒性　　　E. 凉性

10. 下列选项中**不属于**饮食调护原则的是
   A. 定时定量　　　B. 新鲜清洁　　　C. 粗细搭配
   D. 暴饮暴食　　　E. 主副搭配

第八章　常见病证护理

学习目标

1. 熟悉常见病证的护理原则和护理要点。
2. 学会中医辨证施护的思维方法。
3. 具有整体护理观念,能从心理、生理与社会适应等方面进行健康指导。

工作情景与任务

导入情景:

病人李某,男,现年68岁。咳嗽反复发作30年,渐至劳累后呼吸困难10年,3天前因受寒后出现神疲乏力,咳嗽阵作,恶风畏寒,胸憋闷,全身不适,咳痰清稀多泡沫,心悸,气喘且活动后加重,舌淡苔白,脉浮。中医诊断喘证(风寒束肺型),医嘱予方药麻黄汤合华盖散加减。

工作任务:
1. 为病人提供饮食护理指导。
2. 为病人制订健康指导方案。

第一节　感　　冒

感冒是以恶寒、发热、头痛、鼻塞、流涕、咽痛、全身酸困不适为主要临床表现的疾病。本病多因六淫时邪、时行病毒侵袭人体,机体正气不足以抵御邪气侵袭,而引起卫表失和所致。一年四季皆可发生,尤以冬、春好发,体虚者感邪更易发作。临证中以风寒、风热证较为多见。本病常见于现代医学的普通型感冒、流行性感冒、上呼吸道感染等。

【护理原则】

宣肺解表,调和营卫。

【护理要点】

1. 正确区分普通感冒与时行感冒并做好必要的隔离防护工作。
2. 加强老年、婴幼儿、行经期妇女等特殊人群虚体感冒的护理。
3. 正确区分风寒、风热感冒并给予健康指导。

4. 注意解表药煎服方法及服药后的护理,应避免将西药、牛奶、果汁或其他饮料与中药同服,一般应间隔 2 小时或以上。

5. 测量体温、呼吸等生命体征,观察病情变化。

6. 饮食宜清淡有节,多饮白开水,注意休息。

7. 保持乐观心情,根据气候变化适时增减衣服。

8. 注意居室通风,保持空气流通及合理湿度。

【辨证施护】

1. 风寒感冒

(1)临床表现:恶寒、发热、头痛,无汗或汗出恶风,鼻塞清涕,肢体酸痛,多喷嚏或兼咳嗽,舌苔薄白,脉浮。

(2)护理方法

1)药物护理:辛温解表、祛风散寒,荆防败毒散加减。

2)饮食护理:忌食生冷食物,适度多饮温水。食疗可喝热粥或生姜红枣葱白汤:生姜两片,葱白 3 根,加红糖适量,熬汤趁热服,使微汗出,以疏散风寒。

(3)健康指导:注意休息,避免汗出复受风寒加重病情;汤药宜温服,取微汗,汗出病解则止。

 知识窗

风寒、风热的辨别

风寒证多因受寒、淋雨所致,病人突出表现为恶寒,且得热不减,可并见发热、恶风、清涕、鼻塞、头痛等症状。风热证多因素体阴虚,嗜辛辣香燥之品,复感温热之邪,症见口渴咽干或咽喉肿痛,涕黄浊,痰黄黏,唇红便干等症状。

2. 风热感冒

(1)临床表现:发热,咽喉红肿疼痛,鼻塞,涕黄浊,咳嗽,痰黄稠,微恶风寒,头痛,汗出,口干渴,唇红,大便干。舌边尖红,苔薄黄,脉浮数。

(2)护理方法

1)药物护理:疏风清热、辛凉解表,银翘散加减,咳嗽明显可选用桑菊饮加减。

2)饮食护理:饮食清淡,忌过量食肉以及辛辣、香燥食物。食疗可用淡盐水加醋少许含漱,或芦根绿豆粥:鲜芦根 30g,入水煮沸约 5 分钟,取汁,入绿豆 20g,粳米适量煮粥,粥熬好后再加入银花 20g,葱白 3 段,煮 2 分钟后即可服用。

(3)健康指导:注意休息,不熬夜;室内可用食醋蒸气消毒(每立方米用食醋 5～10ml,加水 1～2 倍,稀释后加热熏蒸),每日 2 小时,隔日 1 次,连用 3 次。

 案例分析

案例:

李女士,28 岁,平素喜食辛辣,3 天前因受寒后出现发热,鼻塞,清涕,头痛,自服感冒药后热退,但余症未减。现症见:恶风,鼻塞清涕,头闷痛,咽痛口渴,时咳嗽,痰黄黏,唇红,大便干,舌边尖红苔薄黄,脉浮数。

分析:

该病人为表寒里热感冒,治当疏风清热,宣肺散寒。用桑菊饮加减。忌食生冷、寒凉及辛辣、香燥食物,按时作息,3剂而愈。

3. 虚体感冒(气虚型)

(1)临床表现:恶风畏寒,发热,头痛身酸楚,咳嗽声低,痰白,神疲乏力,体弱气短,懒言,感冒常常迁延不愈或反复发作,舌淡苔白,脉浮弱无力。

(2)护理方法

1)药物护理:益气解表,扶正达邪,参苏饮加减。

2)饮食护理:饮食宜清淡而营养丰富,忌食生冷食物。食疗可每天用肉桂粉少许(1～2g)与粥调服或选黄芪山药粥:黄芪30g(包),苏叶6g(包),鲜山药100g,粳米适量加水煮粥食用。

(3)健康指导:注意休息调护,避免过劳或接触寒凉加重病情;病情变化及时就诊。

第二节 喘 证

喘证是以呼吸困难,甚则张口抬肩,鼻翼扇动,不能平卧为主症的一种疾病。本病多由六淫外邪侵袭肺系,或内伤饮食、情志、劳欲,久病咳嗽耗伤肺肾之气等,致使肺气宣降失司,肺气上逆作喘;或引起肺不主气,肾失摄纳所致,常见于现代医学的支气管哮喘、慢性阻塞性肺疾病、肺炎、心源性哮喘、肺结核、硅沉着病等以呼吸困难、气息急促为主症的疾病。

【护理原则】

实证宣肺降气平喘;虚证则补肾纳气平喘。辨清虚实寒热,初病呼吸深长有力多实,久病呼吸短促难续多虚。实喘多治肺,应寒热分治,以祛邪利肺为主;虚喘当辨病位,宜补肺健脾益肾,重在补肾。

【护理要点】

1. 饮食宜清淡,忌肥甘厚腻。

2. 注意排痰,保持呼吸道通畅。

3. 积极护理原发病。

4. 避免紧张和不良情绪刺激。

5. 缓解期应加强身体锻炼及呼吸训练,增强体质。

6. 慎寒温,尽量避免感冒,远离烟雾粉尘。

【辨证施护】

(一)实喘

1. 风寒束肺(寒喘)

(1)临床表现:喘息气粗,胸闷咳嗽,咳痰色白清稀,口不渴,或伴恶寒发热,头身疼痛,无汗,舌苔薄白,脉浮紧。

(2)护理方法

1)药物护理:散寒解表,宣肺平喘,麻黄汤合华盖散加减。

2)饮食护理:宜清淡温热,不可过饱,忌生冷食物,不宜食鱼腥海味。适度多饮温水,食

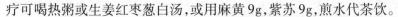

疗可喝热粥或生姜红枣葱白汤,或用麻黄9g,紫苏9g,煎水代茶饮。

(3)健康指导:预防感冒,避免受寒后诱发或加重咳喘;劳逸适度,戒烟酒。

2. 痰热壅肺(热喘)

(1)临床表现:喘促气粗,胸部胀痛烦满,甚则鼻翼扇动,咳嗽,吐黄黏稠痰,或夹血色,身热,烦渴,喜冷饮,尿黄,便秘,舌红苔黄腻,脉滑数。

(2)护理方法

1)药物护理:清热化痰、宣肺平喘,桑白皮汤加减。

2)饮食护理:饮食宜清淡,忌食辛辣肥甘厚腻和海鲜,戒烟酒。可常食梨、枇杷、白藕汁、白萝卜汁、鱼腥草等。食疗可选葶苈子山药粥:葶苈子30g(包),山药50g,粳米适量,煮粥服食。

(3)健康指导:积极排痰,保持呼吸道通畅;劳逸适度;戒烟酒。

(二)虚喘

1. 肺虚喘咳

(1)临床表现:喘促短气,气怯声低,咳声低弱,痰稀白,自汗畏风,易感冒,或咽喉不利,咳痰少,质黏,烦热口干,面红,舌红苔剥,脉细数。

(2)护理方法

1)药物护理:补肺益气养阴,生脉散合补肺汤加减。

2)饮食护理:忌辛辣香燥食物。食疗可选山药茯苓粥或白果仁10g炒后加水、蜂蜜适量,煎煮后晨起服食。

山药茯苓粥:山药60g,茯苓15g,水煎取汁,入粳米适量,煮粥服用。

(3)健康指导:顺应气候变化,及时增减衣服,预防感冒;合理膳食,注意营养,培补正气;帮助病人认识并避免喘证的发病原因及诱发因素。

2. 肾虚喘咳

(1)临床表现:喘促日久,动则喘甚,呼多吸少,气不得续,腰膝酸软,头晕耳鸣,形瘦神疲,汗出肢冷,舌淡,苔白,脉沉迟无力。

(2)护理方法

1)药物护理:补肾纳气,金匮肾气丸合参蛤散加减。

2)饮食护理:忌辛辣香燥食物。食疗可选补肾粥:核桃仁3个,黑芝麻20g,入粳米(或小米)适量煮粥,加蜂蜜或食盐食用。

(3)健康指导:保持居室空气新鲜、流通,避免刺激性气体;顺应气候变化,及时增减衣服,预防感冒;根据病情合理、规范用药;严密观察病情,注意血压、脉搏、呼吸的变化,预防喘脱危象的发生。

第三节 失 眠

又称不寐、不得卧,多因外感六淫之邪,或内伤饮食、情志、劳逸致阳盛阴衰,阳气浮越不能入阴而引发的以入睡困难,或睡眠维持障碍(易醒、早醒或醒后再入睡困难)导致睡眠质量下降,不能消除疲劳,甚至明显影响日间社会功能和生活质量为主要表现的一种病症。常见于现代医学的抑郁症、围绝经期综合征、神经官能症等诸多疾病,是一个普遍存在而又常被忽略的健康问题。

【护理原则】

补虚泻实,调整阴阳,佐以宁心安神。

【护理要点】

1. 起居有节,按时作息。

2. 调畅情志,保持平和心境和乐观心态。

3. 饮食有节,避免临睡前进食。

4. 避免强光、噪音的干扰。

5. 养成良好睡眠习惯,失眠时应安静卧床休息,力戒起床活动。

6. 积极治疗原发病。

【辨证施护】

1. 肝郁化火

(1) 临床表现:少寐多梦易醒,情志不畅,急躁易怒,胸胁胀满,困倦易乏,喜叹息,口苦咽干,尿黄,大便偏干,妇女可有经行不畅,舌质红,脉弦细而数。

(2) 护理方法:

1) 药物护理:龙胆泻肝汤或丹栀逍遥散合酸枣仁汤加减。

2) 饮食护理:饮食宜清淡。忌烟、酒、茶、浓咖啡及香燥辛辣等刺激性食物。食疗可选莲子心泡水代茶或莲子百合冰糖水:莲子15g,百合15g,加冰糖、蜂蜜适量煎水调服。

(3) 健康指导:调畅情志,保持心境乐观平和;起居有节,按时作息不熬夜;劳逸结合,适量运动。

2. 痰热扰心

(1) 临床表现:心烦不寐,甚至彻夜不眠,胸闷脘痞,泛恶,头身困重,痰多,或大便秘结,舌质红,苔黄腻,脉滑数。

(2) 护理方法

1) 药物护理:清化痰热,和中安神,黄连温胆汤加减。

2) 饮食护理:宜清淡饮食,忌肥甘厚腻、烟酒等辛辣刺激之物。食疗可选萝卜汁、鱼腥草、生菜等时鲜蔬菜。

(3) 健康指导:饮食有节,不暴饮暴食;劳逸结合,适度运动;保持大便通畅。

3. 心脾两虚

(1) 临床表现:多梦易醒,心悸健忘,头晕目眩,唇色淡,面色不华,神疲体倦气短,脘痞纳呆,便溏,舌淡,苔白,脉细弱或濡。

(2) 护理方法

1) 药物护理:健脾益气,养血安神,归脾汤或柏子养心丸加减。

2) 饮食护理:饮食宜清淡,营养丰富易消化,忌生冷寒凉之品。食疗可选:潞党参9g,龙眼肉12g,红枣6枚,酸枣仁30g,砂仁6g,猪心或牛心适量,加水炖熟,据个人习惯调味后食用,隔日1次。

(3) 健康指导:保持居室环境安静,避免噪声和惊吓;养成良好睡眠习惯,失眠时应安静卧床休息,力戒起床活动;调畅情志,保持乐观心态;生活起居有节,适度锻炼,不妄作劳。

4. 心肾不交

(1) 临床表现:心烦不寐,入睡困难,心悸易惊,五心烦热,头晕目眩,腰酸耳鸣,口燥咽

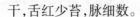

干,舌红少苔,脉细数。

（2）护理方法

1）药物护理:滋阴降火、养心安神,黄连阿胶汤加减。

2）饮食护理:饮食宜清淡,忌烟、酒、茶、咖啡及辛辣香燥等刺激性食物。食疗可常服莲子心、银耳、百合等。

（3）健康指导:忌熬夜,其余参见心脾两虚证。

5. 心胆气虚

（1）临床表现:虚烦不寐,多梦易醒,坐卧不安,胆怯易惊,心悸动,气短体倦,恶闻声响,小便清长,舌淡苔薄白,脉细弱。

（2）护理方法

1）药物护理:益气养心,镇惊安神,安神定志丸合酸枣仁汤加减。

2）饮食护理:饮食宜营养丰富易消化。食疗可选蠲怯汤加味:合欢花 20g（包）,酸枣仁粉 30g,人参 10g,粳米适量煮粥。

（3）健康指导:加强心理辅导,疏解病人紧张焦虑情绪。其余参见心脾两虚证。

第四节 郁 证

郁证是以心境抑郁,情绪不宁,胸部满闷、胁肋胀痛或喜悲欲哭多怒,或咽中如有异物梗阻、失眠为主要表现的一类疾病,常见于现代医学的神经官能症、焦虑症、更年期综合征、反应性精神病等以情志抑郁为主要表现的疾病。其临床涉及面广,发病率及复发率均较高,发病早期即可影响脏腑气机,伤及气血,致使病程缠绵难愈,很多久病、慢性病病人病程后期多并见郁证,应当引起重视。

【护理原则】

理气开郁,怡情易性,调畅气机。

【护理要点】

1. 起居有节,按时作息,不熬夜。

2. 调畅情志,保持积极心态和乐观心境。

3. 心境平和,保持日常社会交往。

4. 积极参加户外活动,劳逸适度,不过劳。

5. 早期识别、防范病人的自我伤害。

【辨证施护】

1. 肝气郁结

（1）临床表现:精神抑郁,情绪不宁,胸胁胀闷,脘痞纳差,大便不畅。或可自觉咽中有物,吐之不出,咽之不下,但不影响正常进食,又称"梅核气"。舌淡,苔薄白,脉弦。

（2）护理方法

1）药物护理:疏肝解郁,理气畅中,柴胡疏肝散加减,梅核气者可选半夏厚朴汤合逍遥散加减。

2）饮食护理:忌寒凉及辛辣香燥食物。食疗可选理气不伤阴的香橼、佛手、玫瑰花、梅花等泡水代茶饮。

（3）健康指导:调畅情志,保持平和心态及乐观心境;积极参加户外活动,保持日常社会交往;按时作息不熬夜。

2. 气郁化火

(1) 临床表现:时烦急易怒,胸胁胀闷,双目干涩或胀痛,咽干口苦,眠不实多梦,或可见头胀痛,耳鸣,或胃中嘈杂吞酸,大便秘结,或腹痛急欲泻,泻后痛减,妇女或月经不调。舌质红,脉弦细或数。

(2) 护理方法

1) 药物护理:疏肝解郁,清肝泻火,丹栀逍遥散加减。

2) 饮食护理:参见肝气郁结证。

(3) 健康指导:调畅情志,戒焦躁,保持平和心境;按时作息,不熬夜;积极护理躯体不适。

3. 心神失养(脏躁)

(1) 临床表现:精神恍惚,心神不宁,多疑,悲忧善哭,喜怒无常,神疲体倦,睡眠差,多梦。舌淡苔白,脉弦。

(2) 护理方法

1) 药物护理:甘润缓急,养心安神,甘麦大枣汤加减。

2) 饮食护理:饮食宜清淡、易消化、富营养,忌寒凉及辛辣香燥之品。食疗可选麦芽、合欢花、玫瑰花等泡水代茶饮。

(3) 健康指导:调畅情志,疏导病人"委屈"心理,保持心态平衡。饮食起居有节,顺应人体衰老的自然规律。保持良好睡眠习惯。

4. 心肾不交

(1) 临床表现:情绪不宁,心悸易惊,心烦失眠,多梦喜忘,五心烦热,或腰酸耳鸣,头晕,盗汗,口燥咽干,舌红少苔,脉细数。

(2) 护理方法

1) 药物护理:滋阴清火,交通心肾,天王补心丹合交泰丸加减。

2) 饮食护理:饮食宜清淡易消化富营养,忌烟、酒、茶、咖啡及香燥辛辣等刺激性食物。食疗可用银耳、莲子、百合适量煮粥。

(3) 健康指导:保持愉悦心情,避免情志刺激。伴有头晕目眩时,应观测血压变化。

第五节 心 悸

心悸是指病人自觉心中悸动,惊惕不安,甚则不能自主的一种病症。每因情志过极或过劳而诱发或加重,常伴胸闷、气短、失眠、健忘、眩晕、耳鸣等症。病情轻者为惊悸,重者为怔忡,呈持续性。本病多由体虚过劳,七情所伤、感受外邪、药食不当等致气、血、阴、阳亏虚,心神失养,或由瘀血、痰饮内阻,水气凌心,邪扰心神致心神不宁。现代医学中诸多疾病所致心律失常、心功能不全、神经症等如以心悸为主要表现者,可参考本病辨证护理。

【护理原则】

补虚泻实,宁心安神。虚则补气、养血、滋阴、温阳;实则祛痰、化饮、清火、行瘀。

【护理要点】

1. 根据病情予以必要休养,避免过劳。

2. 调畅情志,避免紧张、焦虑等不良情绪刺激。

3. 严密监测心律、脉象,发现异常,立即通知上级医生。

4. 重症病人,应采取中西医综合施护,以提高疗效。

【辨证施护】

1. 心虚胆怯

(1)临床表现:心悸不宁,善惊易恐,坐卧不安,遇劳加重,失眠多梦,易惊醒,恶闻声响,舌淡苔薄白,脉细。

(2)护理方法

1)药物护理:镇惊定志,养心安神,安神定志丸加减。

2)饮食护理:饮食宜营养丰富易消化。食疗可选蠲怯汤:合欢皮20(包),粳米适量,加水煮粥,加酸枣仁粉6g同食。

(3)健康指导:保持居室环境安静,避免噪声和惊扰;调畅情志,保持乐观和心情愉快;生活起居有节,适当锻炼,增强体质。

2. 心血不足

(1)临床表现:心悸气短,失眠多梦,头晕健忘,面色不华,唇色淡,体倦乏力,纳呆,舌淡少苔,脉细弱。

(2)护理方法

1)药物护理:补血养心、益志安神,归脾汤或柏子养心丸加减。

2)饮食护理:宜营养丰富易消化,忌烟、酒,避免香燥辛辣、浓茶、咖啡等刺激性食物。食疗可选:潞党参9g,当归12g,红枣6枚,猪心1个或牛心适量,加水炖熟,据个人习惯调味后食用,隔日1次。

(3)健康指导:起居有节,适度锻炼,不妄作劳。

3. 阴虚火旺

(1)临床表现:心悸易惊,心烦失眠,五心烦热,伴腰酸耳鸣,头晕目眩,盗汗,口燥咽干,舌红少苔,脉细数。

(2)护理方法

1)药物护理:滋阴清火、养心安神,天王补心丹合朱砂安神丸加减。

2)饮食护理:饮食宜清淡养阴富营养,如甲鱼、桑葚、银耳、红枣、莲子、鲜藕等。忌烟、酒、茶、咖啡及香燥辛辣等刺激性食物。食疗可选百合冰糖水:百合15g,红枣6枚,加冰糖、蜂蜜适量煎水食用。

(3)健康指导:避免情志刺激,保持愉悦心情;起居有节,不过劳,不熬夜,伴有头晕目眩时,应观测血压变化。

4. 心阳不足

(1)临床表现:心悸不安,胸闷气短,面色苍白,形寒肢冷,重者双下肢浮肿,舌质淡胖,苔白或滑,脉沉弱或沉弦。

(2)护理方法

1)药物护理:温补心阳,安神定惊,桂枝甘草龙骨牡蛎汤或参附汤加减。

2)饮食护理:忌食生冷及寒凉食物,可多食温阳之品,如羊肉、胡桃肉、海参等。食疗可选桂枝桂圆粥:桂枝6g(包),桂圆肉15g,粳米适量煮粥,趁热温服。

(3)健康指导:浮肿时,应限制饮水量,给予低盐或无盐饮食;消除病人的紧张、焦虑和恐惧心理;重症病人应随时做好抢救准备。

5. 心脉瘀阻

（1）临床表现：心悸不安，胸闷不舒，心痛时作，痛如针刺，甚则唇甲青紫，舌紫黯或有瘀斑，脉涩或结代。

（2）护理方法

1）药物护理：活血化瘀、理气通络，桃仁红花煎加减；胸闷心痛急予速效救心丸。

2）饮食护理：饮食有节，避免过饱，宜清淡易消化，忌食肥甘厚味，食疗可选：

万年青饮：鲜万年青 30g，丹参 20g，红枣 10 枚，煎水代茶饮。

黑木耳饮：黑木耳 20g，瘦肉适量煲汤。

（3）健康指导：坚持全程规范治疗，以巩固疗效；保持乐观，心情舒畅；起居有节，避免过劳。

第六节 中 风

中风是以突然昏仆，半身不遂，口眼㖞斜，语言謇涩等为主症的疾病，轻者无神昏，为中经络，重者神昏，为中脏腑。本病多在内伤积损的基础上，由饮食不节、劳倦内伤、情志失调等引发机体阴阳失调，气血逆乱而致脑脉痹阻，或血溢脉外所致，常见于现代医学的脑血管意外、脑梗死、脑血栓形成以及中枢性瘫痪。

【护理原则】

豁痰开窍，平肝息风为主，兼以活血通络，化瘀通腑。

【护理要点】

1. 卧床休息，注意体位，避免搬动和外来刺激。

2. 注意清洁，防止肺部感染及压疮发生。

3. 密切观察脉搏、呼吸、血压等生命体征。

4. 注意营养，低盐低脂饮食，防止呛咳、误吸。

5. 病情稳定后尽早开始康复训练。

6. 积极防治高血压。

7. 加强对中风高危因素及中风先兆的认识，预防中风再次发生。

【辨证施护】

（一）中经络

1. 风痰入络

（1）临床表现：肌肤不仁，手足麻木，突然口眼㖞斜，口角流涎，舌强语謇，甚则半身不遂，舌苔白腻，脉浮滑。

（2）护理方法

1）药物护理：祛风化痰通络，化痰通络汤加减。

2）饮食护理：饮食宜清淡，食疗可选：乌梢蛇 50g，天麻 30g，生姜 15g，食盐适量炖服。

（3）健康指导：消除病人恐惧、急躁、焦虑情绪，避免受风。可配合针灸治疗。

2. 风阳上扰

（1）临床表现：常有高血压病史。平素眩晕头痛，突发半身不遂，口眼㖞斜，舌强语謇，面红目赤，心烦身热，尿赤便干，舌质红或红绛，舌苔薄黄，脉弦无力。

（2）护理方法

1）药物护理：平肝潜阳，天麻钩藤饮加减。

2）饮食护理：忌食辛辣刺激、肥甘厚腻饮食。食疗可选芹菜菊花粥：芹菜50g，菊花6g，入粳米适量，煮粥食用。

（3）健康指导：避免情志过极，戒烟酒，变换体位时动作宜缓慢。

3. 痰热腑实

（1）临床表现：突发半身不遂，口眼㖞斜，舌强语謇或不语，偏身麻木，头晕目眩，痰多，腹胀便结，舌红，苔黄腻，脉滑数。

（2）护理方法

1）药物护理：通腑泄热化痰，星蒌承气汤加味。

2）饮食护理：清淡饮食。食疗可选贝母鲜笋粥：川贝母粉15g，鲜竹笋60g（切片），入粳米适量煮粥。

（3）健康指导：保持呼吸道通畅，保持大便通畅，病情稳定后尽早开始康复训练。

（二）中脏腑

1. 闭证

（1）临床表现：突然昏仆，不省人事，牙关紧闭，口噤不开，两手握固，喉中痰鸣。分阴闭、阳闭。阳闭可见二便不通，面赤气粗，躁扰不宁，苔黄腻，脉滑数；阴闭可见四肢欠温，舌苔白腻，脉沉滑。

（2）护理方法：需紧急抢救。

药物护理：阳闭宜清热豁痰开窍，可鼻饲安宫牛黄丸，或清开灵注射液20～30ml加入10%葡萄糖注射液静脉滴注；阴闭宜辛温开窍，可鼻饲苏合香丸。

（3）健康指导：密切观察体温、脉搏、呼吸、血压等生命体征，鼻饲饮食（流质食物），保持呼吸道通畅。

2. 脱证

（1）临床表现：突然昏仆，不省人事，目合口开，鼻鼾息微，肢体瘫软，手撒肢冷，二便失禁，舌紫黯，苔白腻，脉细微欲绝。

（2）护理方法：需紧急抢救。

药物护理：扶正固脱，鼻饲参附汤合生脉散。

（3）健康指导：同闭证。

（三）后遗症期

1. 语言不利

（1）临床表现：口眼㖞斜，舌强语謇或失语，或半身不遂、肢体麻木，舌紫黯，苔白滑腻，脉弦滑。

（2）护理方法

1）药物护理：搜风化痰、行瘀通络，解语丹加减。

2）饮食护理：宜清淡饮食。

（3）健康指导：加强语言、肢体康复训练及心理康复。

2. 半身不遂

（1）临床表现：气虚为主：半身不遂，疲软无力，面色无华，舌质淡紫或有瘀斑，苔薄白，脉细弱或细涩；阴虚为主：半身不遂，患侧肢体僵硬，拘挛变形，舌强不语，或偏瘫，肢体肌肉萎缩，舌红或淡红，脉细数或细沉。

（2）护理方法

1）药物护理：气虚宜益气活血通络，补阳还五汤加减；阴虚宜调补阴阳，左归丸合地黄饮子加减。

2）饮食护理：宜清淡富营养易消化。食疗可选枸杞归芪大枣瘦肉汤：枸杞15g，当归10g，黄芪30g，大枣10枚，瘦肉100g，煲汤食用。

（3）健康指导：加强语言、肢体康复训练及心理康复。

第七节 水 肿

水肿是以眼睑、头面、四肢、腹背，甚则全身浮肿为临床特征的疾病。本病多因肺、脾、肾、三焦气化失常，体内水湿潴留、泛溢肌肤所致，常见于现代医学的急、慢性肾小球肾炎，肾病综合征、营养不良性水肿等及其他以水肿为主要表现的疾病，有阴水、阳水之分。

 知识窗

阴水和阳水的辨识

阳水多实，一般起病急，发病快，水肿由上及下，皮肤绷急光亮，按之凹陷，抬手即起。阴水多虚，或虚实夹杂，起病缓慢，病程较长，水肿由下而上渐及全身，水肿处按之凹陷，久久难复。

【护理原则】
发汗、利小便，阳水以祛邪为主，阴水以扶正为主。

【护理要点】

1. 观察水肿部位、程度，监测血压、体重变化。

2. 低盐饮食，控制饮水量，忌食生冷寒凉。

3. 起居有节，慎寒温，预防感冒。

4. 劳逸适度，注意休息。

5. 水肿消失后尿液检查结果异常的还应继续治疗直至痊愈，防止疾病反复发作。

【辨证施护】

（一）阳水

1. 风水相搏

（1）临床表现：初起眼睑及颜面浮肿，继则四肢、全身皆肿，皮肤光亮，按之凹陷易起，病程中常伴发热、咽痛等外感症状，舌苔薄白，脉浮滑或浮紧。

（2）护理方法

1）药物护理：疏风解表，宣肺利水，越婢加术汤加减。

2）饮食护理：忌生冷寒凉及辛辣香燥食物。食疗可选赤小豆汤或鲤鱼汤。

（3）健康指导：慎寒温，预防感冒。起居有节，避免过劳。

2. 水湿浸渍

（1）临床表现：全身水肿，下肢为甚，按之没指，小便短少，胸闷，纳呆，泛恶，身困重，舌苔白腻，脉濡缓。

（2）护理方法

1）药物护理:健脾利湿,通阳利水,五皮饮合胃苓汤加减。

2）饮食护理:忌生冷寒凉以及肥甘厚腻之品。食疗可选薏苡仁粥。

（3）健康指导:居处避免潮湿,汗出、淋雨后当及时更衣,起居有节,避免过劳。

3. 湿热内蕴

（1）临床表现:遍身浮肿,肌肤绷急,腹胀满,胸闷脘痞,烦热口干,小便黄短,大便溏滞不畅,舌质红,苔黄腻,脉滑数。

（2）护理方法

1）药物护理:清热利湿,疏利三焦,疏凿饮子加减。

2）饮食护理:忌生冷寒凉以及辛辣香燥之品。食疗可选绿豆冬瓜汤:取绿豆、冬瓜、生姜各适量煮食。

（3）健康指导:参见水湿浸渍。

（二）阴水

1. 脾虚湿困

（1）临床表现:足肿乃至全身水肿,病程较长,遇劳及午后加重,休息后减轻,神疲乏力,食少便溏,舌淡,苔白滑,脉沉缓或弱。

（2）护理方法

1）药物护理:温阳利水,健脾除湿,实脾饮加减。

2）饮食护理:饮食宜清淡、易消化、富营养,忌食生冷寒凉之物。食疗可选茯苓薏米粥:赤茯苓60g,炒薏米60g,粳米适量共煮粥,可加入炒草果粉或肉桂粉少许调服。

（3）健康指导:注意保暖,避免腹部受寒。药物宜趁温热服。可用艾灸配合治疗。

2. 阳虚水泛

（1）临床表现:全身肿甚,神疲乏力,体倦畏寒,四肢厥冷,胸闷腹大,卧则喘促,甚则心动悸,尿短少,舌淡胖,苔白滑,脉沉。

（2）护理方法

1）药物护理:温肾助阳,化气行水,真武汤加减。

2）饮食护理:参见脾虚湿困证。

（3）健康指导:积极处理原发病,做好必要抢救准备。余参见脾虚湿困证。

第八节 胃 痛

胃痛,又称胃脘痛,是以上腹胃脘部近心窝处经常疼痛为主症的疾病。本病多由寒邪犯胃、饮食停滞、情志不畅及脾胃虚寒致使胃气失和,胃失所养,不通则痛所致。本病多见于现代医学的急慢性胃炎、胃及十二指肠溃疡、胃癌、胃肠功能紊乱等以胃痛为主要表现的疾病。

【护理原则】

理气和胃止痛。

【护理要点】

1. 慎起居,适寒温,舒畅情志,劳逸适度。

2. 饮食有节,宜少食多餐,忌辛辣生冷食物。

3. 发作时止痛,平时调理脾胃。

【辨证施护】

1. 寒邪犯胃

（1）临床表现：胃脘冷痛暴作，得热痛减，遇寒加重，苔薄白，脉弦紧。

（2）护理方法

1）药物护理：温胃散寒止痛，良附丸。

2）饮食护理

生姜红糖汤：生姜250g，绞汁，加红糖150g煎煮，少量分次服用。

（3）健康指导：注意防寒保暖，配合适当的身体锻炼。疼痛发作时，可局部热敷，以散寒通脉止痛。汤药宜热服。

饮食有节，以清淡、温热易消化为原则，宜温性饮食，忌生冷、油腻之品。

2. 饮食停滞

（1）临床表现：胃脘胀痛拒按，嗳腐吞酸，或呕吐未消化的食物，吐后痛减，矢气酸臭，舌苔厚腻，脉滑。

（2）护理方法

1）药物护理：消食导滞、和胃止痛，保和丸。

2）饮食护理

莱菔子神曲粥：炒莱菔子10g，神曲30g，煎药取汁，入粳米适量，煮粥服用。

山楂粥：山楂40g，粳米100g，砂糖10g，将山楂煎药取汁，入粳米、砂糖煮粥。宜在两餐之间少量服用，不宜空腹服用。

（3）健康指导：胃痛剧烈者，暂予禁食。饮食有节，食物以宽中和胃消食之品为宜。食滞重证不宜止吐。

3. 肝气犯胃

（1）临床表现：胃痛暴作，攻撑作痛，脘痛连胁，胸闷嗳气，善太息，遇情志不舒而诱发，舌淡，苔白，脉弦。

（2）护理方法

1）药物护理：疏肝理气、和胃止痛，逍遥散。

2）饮食护理

佛手玫瑰茶：玫瑰花9g，佛手6g，将佛手加水适量煎煮约20分钟，去渣取汁冲泡玫瑰花，代茶饮。

（3）健康指导：调畅情志，避免情志不畅时进食。汤药宜温服，疼痛持续不解，可服沉香粉1g，延胡索粉1g，以理气止痛。

4. 脾胃虚寒

（1）临床表现：胃痛隐隐，绵绵不休，喜温喜按，空腹痛甚，得食则缓，劳累或受凉后发作或加重，泛吐清水，纳差便溏，神疲乏力，舌淡，脉沉迟。

（2）护理方法

1）药物护理：温中健脾、和胃止痛，黄芪建中汤加减。

2）饮食护理

高良姜粥：高良姜15g，粳米50g，高良姜先煎，去渣取汁，后下粳米煮粥，空腹时服用。

（3）健康指导：避免胃脘部受寒。饮食宜温热、营养丰富、易消化，少食多餐。汤药宜热服，服药后宜进热粥、热饮，以助药力。疼痛时饮生姜红糖汤，以温胃止痛。

5. 胃阴亏虚

（1）临床表现：胃痛隐作，灼热不适，饥不欲食，五心烦热，消瘦乏力，大便干结，舌红少津，脉细数。

（2）护理方法

1）药物护理：滋养胃阴、和中止痛，一贯煎合芍药甘草汤。

2）饮食护理

麦冬百合粥：麦冬15g，百合50～100g，加粳米适量煮粥，红糖调味食用。

芍药、甘草煎汤代茶，温热服用。

（3）健康指导：饮食宜清淡，多食益胃生津之品，忌辛燥食物及烟酒。

第九节 泄 泻

 工作情景与任务

导入情景：

在消化内科病区里的中年病人张女士，精神疲惫，消瘦，脸色萎黄，原因为4年来反复腹泻，最近1个月腹泻次数增多，大便稀烂，饮食稍不注意就会腹泻，胃口差，食量也少。中医诊断泄泻（脾肾阳虚型），方药：参苓白术散合四神丸加减。

工作任务：

1. 为病人提供饮食护理计划。

2. 为病人制订健康指导方案。

泄泻是以排便次数增多（每日3～5次或10次以上），粪质稀溏或完谷不化，甚至泻出水样便为主症的一种疾病。本病多由外感、饮食、情志、久病等引起脾虚湿盛，运化失职所致，常见于现代医学的急慢性肠炎、肠激惹综合征、肠肿瘤、肠结核等疾病。

【护理原则】

健脾化湿，涩肠止泻。

【护理要点】

1. 注意清洁，居室内宜凉爽干燥。

2. 饮食有节，宜食清淡、易消化、流质食物。饮食停滞者暂禁食。

3. 注意补充水和电解质。

【辨证施护】

（一）暴泻

1. 寒湿泄泻

（1）临床表现：泻下清稀，甚则如水样，腹痛肠鸣，脘闷纳呆，兼恶寒发热头痛，肢体酸楚，口淡不渴，舌苔白或白腻，脉濡缓。

（2）护理方法

1）药物护理：芳香化湿、解表散寒，藿香正气散。

2）饮食护理：生姜红糖汤。

（3）健康指导：注意腹部保暖，忌食生冷及肥腻。泻下量多者给予流质或半流质饮食，多饮淡盐水或糖盐水，及时补液。

2. 湿热泄泻

（1）临床表现：泄泻腹痛，泻下急迫或泻而不爽，粪色黄褐而臭，肛门灼热，烦热口渴，小便短赤，舌红，苔黄腻，脉濡数或滑数。

（2）护理方法

1）药物护理：清热利湿，葛根芩连汤。

2）饮食护理

马齿苋粥：马齿苋60g，水煎去渣取汁，入粳米50g，煮粥食用。

（3）健康指导：饮食宜清淡细软。

3. 食滞肠胃

（1）临床表现：腹痛肠鸣，泻下粪臭如败卵，泻后痛减，脘腹胀满，嗳腐吞酸，不思饮食，舌苔垢浊或厚腻，脉滑。

（2）护理方法

1）药物护理：消食导滞，保和丸。

2）饮食护理：萝卜粥：白萝卜一个，粳米适量，煮粥食用。

（3）健康指导：泄泻腹痛剧烈，伴呕吐者，急用下法；泻后伤津者，及时补液；食滞者可予探吐，控制饮食，重者暂禁食。

（二）久泻

1. 脾胃虚弱

（1）临床表现：大便时溏时泻，迁延反复，完谷不化，饮食减少，食后脘腹胀闷不舒，稍进油腻食物，则大便次数明显增加，面色萎黄无华，神疲倦怠，舌淡苔白，脉细弱。

（2）护理方法

1）药物护理：健脾益气、化湿止泻，参苓白术散。

2）饮食护理

莲肉糕：莲子肉、糯米各200g（炒香），茯苓100g，共研为末，入白糖和水适量，蒸熟切块食用。

（3）健康指导：注意腹部保暖，饮食宜温热细软，忌生冷。

2. 脾肾阳虚

（1）临床表现：泄泻日久，且多在黎明前后，脐腹作痛，肠鸣即泻，泻后则安，腹部喜暖，伴形寒肢冷，腰膝酸软，舌淡苔白，脉沉细。

（2）护理方法

1）药物护理：温补脾肾、涩肠止泻，四神丸。

2）饮食护理

补脾粥：山药、赤小豆各50g，芡实、薏苡仁、莲心各25g，大枣10枚，入粳米适量煮粥食用。

（3）健康指导：注意腹部保暖，忌食生冷刺激性食物，注意营养。

第十节 黄 疸

黄疸是以目黄、身黄、小便黄为主要症状的疾病。其中尤以目睛黄染为确定本病的重要依据。本病多由感受湿热病邪,阻滞肝胆气机,疏泄失常,胆汁外溢所致,常见于现代医学的肝细胞性黄疸、溶血性黄疸、病毒性肝炎、肝硬化、胆石症、胆囊炎等疾病。

【护理原则】

化湿利小便为主,配合清热、解毒、温化等方法。

【护理要点】

1. 调畅情志,注意休息,起居有常。

2. 饮食有节,宜食清淡疏利之品,忌肥甘厚味,禁酒。

3. 黄疸一般具有传染性,应采取隔离措施。

【辨证施护】

1. 阳黄

(1) 临床表现:身目俱黄,黄色鲜明,发热口渴,口干口苦,厌食,呕恶,便秘溲赤,舌红,苔黄腻,脉弦数。

(2) 护理方法

1) 药物护理:清热利湿退黄,茵陈蒿汤加减。

2) 饮食护理

田基黄茵陈饮:鲜田基黄120g(或干品60g),茵陈30g,煎水,冰糖调味,代茶饮。

(3) 健康指导:适当卧床休息,忌食肥甘厚腻或对肝脏有损害的药物。

2. 急黄

(1) 临床表现:发病急骤,黄疸迅速加深,色黄如金,高热烦渴,尿少便秘,甚则神昏谵语、抽搐,或见衄血、便血,肌肤瘀斑,舌红绛,苔黄燥,脉弦滑数。

(2) 护理方法

1) 药物护理:清热解毒、凉血开窍,千金犀角散,出现昏迷可鼻饲安宫牛黄丸,或静脉滴注清开灵注射液。

2) 饮食护理:暂禁食。神志清醒后控制高蛋白食物的摄入。

(3) 健康指导:积极中西医结合抢救治疗。

3. 阴黄

(1) 临床表现:身目俱黄,黄色晦暗,或如烟熏,脘腹胀闷,纳少便溏,神疲乏力,畏寒肢冷,舌淡,苔白腻,脉弦滑或濡缓。

(2) 护理方法

1) 药物护理:温中化湿,健脾和胃,茵陈术附汤。

2) 饮食护理

茵陈麦芽饮:茵陈30g,麦芽10g,生姜15g,红枣15g,煎药取汁,红糖调味食用。

(3) 健康指导:忌生冷、滋腻之品。

第十一节 消 渴

消渴是以多饮、多食、多尿,形体消瘦,或尿有甜味为主要临床表现的一种疾病。本病是由禀赋不足、饮食不节、情志失调或劳倦过度导致脏腑阴阳失调引起的阴虚燥热证,阴虚为本,燥热为标,常见于现代医学的糖尿病。

【护理原则】

养阴生津,清热润燥;积极防治并发症。

【护理要点】

1. 注重生活调摄,注意休息,劳逸适度,节制情欲。

2. 控制饮食,制订饮食计划,忌高糖食物。

3. 观察口渴程度、饮水量、进食量、尿量及色、味,监测血糖。

4. 按医嘱服药,不可随意更改剂量或停止用药。

5. 重视病情,积极预防和治疗并发症。

【辨证施护】

1. 上消(肺热津伤)

(1) 临床表现:烦渴多饮,口干舌燥,尿频量多,舌边尖红,苔薄黄,脉洪数。

(2) 护理方法

1) 药物护理:清热润肺、生津止渴,消渴方加减。

2) 饮食护理:二冬润肺消渴茶:麦冬 10g,天冬 10g,一日内分次冲茶饮。

(3) 健康指导

1) 控制饮食,以清淡为宜,控制饮水量。

2) 调节起居,适度运动。

2. 中消(胃热津伤)

(1) 临床表现:多食易饥,口渴,尿多,形体消瘦,大便干燥,舌苔黄燥,脉滑实有力。

(2) 护理方法

1) 药物护理:清胃泻火、养阴增液,玉女煎加减。

2) 饮食护理

石斛麦冬饮:石斛 15g,麦冬 15g,泡水代茶饮。

(3) 健康指导

1) 严格控制饮食,可食用醋泡黄豆、生花生米,或新鲜叶类蔬菜。

2) 保持大便通畅。

3) 注意口腔、皮肤、手足、外阴的清洁卫生。

3. 下消(肾阴亏虚或阴阳两虚)

(1) 临床表现

1) 肾阴亏虚:尿频量多,混浊如脂膏,或尿甜,腰膝酸软,乏力,头晕耳鸣,口干唇燥,皮肤干燥,瘙痒,舌红少苔,脉细数。

2) 阴阳两虚:小便频数,混浊如膏,甚至饮一溲一,面容憔悴,耳轮干枯,腰膝酸软,消瘦显著,阳痿或月经不调,畏寒肢冷,舌淡苔白,脉沉细无力。

(2) 护理方法

1）药物护理:肾阴亏虚宜滋阴补肾,六味地黄丸;阴阳两虚宜温阳滋阴、补肾固涩,金匮肾气丸。

2）饮食护理

地黄粥:熟地黄30g,水煎取汁,小米100g,煮至将熟时,兑入药汁,煮熟食用。

黑芝麻豆浆:黑芝麻30g,豆浆250ml。将豆浆放入锅中,用小火或微火煮沸,调入黑芝麻细末,拌和均匀即成。早晚分服。

（3）健康指导:适度锻炼,劳逸结合。注意营养,适当补充瘦肉、蛋、奶、鱼等。定期进行体格检查。

课堂讨论

上消、中消和下消的辨别

消渴病根据其三多症状所表现的轻重程度不同,有上、中、下三消之分,以及肺燥、胃热、肾虚之别。上消以肺燥为主,多饮症状较为突出;中消以胃热为主,多食症状较为突出;下消以肾虚为主,多尿症状较为突出。

第十二节 痛 经

凡在经期或经行前后,出现周期性小腹疼痛,或痛引腰骶,甚至剧痛晕厥者,称为"痛经",亦称"经行腹痛"。本病多由情志不调,饮食所伤,起居不慎,或外感六淫等所致脏腑功能失调,气血运行不畅,或胞宫失于濡养,以致"不荣则痛",或冲任胞脉瘀阻,以致"不通则痛",常见于现代医学的原发性痛经和继发性痛经。

【护理原则】

通调气血以治本,痛时缓急止痛以治标。

【护理要点】

1. 注意精神调护,避免紧张情绪。

2. 注意经期卫生。

3. 经期前后注意保暖,避免淋雨涉水受寒。

【辨证施护】

1. 气滞血瘀

（1）临床表现:经前或经期,小腹胀痛拒按,经行不畅或量少,色紫黯有块,块下痛减,伴见胸胁乳房胀痛,舌质紫黯,或有瘀点,脉弦或弦涩有力。

（2）护理方法

1）药物护理:行气活血、祛瘀止痛,膈下逐瘀汤。

2）饮食护理

糖醋益母饮:红糖30g,米醋15g,益母草15g,砂仁10g,水煎取汁,分次服用。

（3）健康指导:保持心情舒畅,避忧思恼怒。

2. 寒湿凝滞

（1）临床表现:经前或经期小腹冷痛,甚则牵连腰背疼痛,得热则舒,经行量少,色黯有块,畏寒肢冷,面色青白,舌黯,苔白,脉沉紧。

（2）护理方法

1）药物护理：温经散寒、祛瘀止痛，温经汤。

2）饮食护理

姜糖饮：生姜片 15g，葱白 3 段，加水适量，煮沸后加红糖 20g，趁热一次服下，盖被取微汗。

（3）健康指导

1）注意经期保暖，忌冒雨涉水、游泳等。

2）饮食忌生冷之品。

3. 气血虚弱

（1）临床表现：经期或经净后，小腹绵绵作痛，按之痛减，月经量少，色淡质稀，面色苍白，神疲乏力，头晕心悸，舌淡苔薄，脉细弱。

（2）护理方法

1）药物护理：补气养血、调经止痛，圣愈汤加减。

2）饮食护理

阿胶汤：当归 15g，瘦猪肉 100g 切片，同煮，去当归，加阿胶 15g，文火煮至熔化，饮汤食肉。经净后 1~2 天服，每日 1 次，连服 2~3 个月经周期。

（3）健康指导：劳逸结合，适度锻炼；宜食营养丰富食物，少吃生冷之品。

第十三节　积　　滞

积滞是以不思乳食，食则不化，脘腹胀满，嗳腐吞酸，大便不调为主要临床表现的疾病。本病多由喂养不当，内伤乳食，导致脾胃运化失常，气滞不行所致。常见于现代医学的小儿消化不良症。

【护理原则】

健脾消积。

【护理要点】

1. 重点观察食欲、呕吐物、大便情况及精神状态。

2. 饮食有节，纠正不良的饮食习惯。

3. 忌食肥甘、生冷之品，宜食新鲜易消化而富有营养的食物。

4. 配合小儿捏脊疗法。

 知识窗

小儿捏脊疗法

患儿俯卧，医者两手抵于脊背之上，再以两手拇指伸向示指前方，合力夹住肌肉提起，而后示指向前，拇指向后退，做翻卷动作，两手同时向前移动。自长强穴起一直捏到大椎穴止，反复 5 次，每捏 3 下，将背脊的皮提一下，每日 1 次，6 次为一疗程。

【辨证施护】

1. 乳食内积

（1）临床表现：不思乳食，呕吐酸馊，脘腹胀满，烦躁多啼，夜卧不安，或低热，肚腹热甚，大便秽臭,舌淡苔厚腻,脉滑,指纹紫滞。

（2）护理方法

1）药物护理:消乳消食、行气导滞,保和丸或消乳丸加减;或鸡内金 30g,研为细末,开水冲服,每日 1～3g。

2）饮食护理

曲末粥:神曲 10g 捣碎,煎取药汁,入粳米适量煮粥,分次服用。

白萝卜 500g,榨汁,加热后分次服用。

（3）健康指导

1）控制饮食,哺乳儿童定时喂奶,进食易消化食物。

2）随着病儿年龄的增长,适量增加辅食。

2. 脾虚夹积

（1）临床表现:面色萎黄,困倦乏力,形体消瘦,不思乳食,食则饱胀,呕吐酸馊,夜眠不安,大便溏薄或夹有乳食残渣,舌淡苔白,脉细,指纹淡青。

（2）护理方法

1）药物护理:消食健脾,健脾丸加减;或用山药粉、鸡内金粉按 2∶1 混匀,每次服 1～2g,每日 3 次。

2）饮食护理

豆蔻粥:煨肉豆蔻细末 3g,生姜 2 片,粳米适量煮粥,分次服用。

山药莲子大枣粥:山药、莲子各 10g,大枣 5 枚,入粳米适量煮粥,分次服用。

（3）健康指导:同乳食内积证。

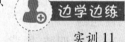

边学边练

实训 11 常见病证评估

（何　洲　林柳艺）

自测题

1. 下列选项中,**不属于**风寒感冒与风热感冒的主要鉴别依据的是
   A. 恶寒发热的孰轻孰重　　　　B. 渴与不渴
   C. 流涕的清与浊　　　　　　　D. 是否有头身疼痛
   E. 舌苔的黄与白,脉象的数与不数

2. 风寒感冒证病人的饮食护理最适合的是
   A. 生姜红枣葱白汤　　　B. 白萝卜粥　　　C. 黄芪山药粥
   D. 芦根绿豆粥　　　　　E. 粳米阿胶粥

3. 喘证以呼吸困难,甚则张口抬肩,鼻翼扇动,不能平卧为主症,其护理原则为
   A. 宣肺解表　　　　B. 宣肺止咳　　　C. 祛风散邪
   D. 调理阴阳　　　　E. 降气平喘

4. 下列**不是**喘证护理要点的是
   A. 饮食宜清淡,远离烟雾粉尘　　B. 对病人进行隔离
   C. 注意排痰,保持呼吸道通畅　　D. 积极护理原发病
   E. 缓解期应加强锻炼,增强体质

5. 失眠的主要临床表现是
    A. 脾气暴躁　　　　　B. 神志异常　　　　　C. 情绪不佳,忧思过度
    D. 经常不能获得正常睡眠　　E. 经常腹泻

6. 郁证以心情抑郁、情绪不宁、胸部满闷、胁肋胀痛等为主要临床表现,多发于
    A. 老年男性　　　　　B. 中青年女性　　　　C. 青少年
    D. 婴幼儿　　　　　　E. 青壮年男性

7. 下列选项中,**不属于**心悸阴虚火旺证临床表现的是
    A. 心悸易惊　　　　　B. 心烦少寐　　　　　C. 形寒肢冷
    D. 手足心热　　　　　E. 舌红少苔脉细数

8. 心血不足证的心悸病人最宜食用的食物是
    A. 银耳、莲子　　　　B. 鸡汤、红枣　　　　C. 肥猪肉
    D. 生姜、带鱼　　　　E. 西瓜、萝卜

9. 中风病的中经络与中脏腑的主要区别在于
    A. 有无四肢抽搐　　　B. 有无项背强直　　　C. 有无意识昏迷
    D. 有无半身不遂　　　E. 有无舌苔黄腻

10. 中风病人在后遗症期最主要的健康指导是
    A. 加强语言和肢体的康复训练　　B. 避免情绪激动
    C. 忌食辛辣厚腻及烟酒　　　　　D. 保持呼吸道通畅
    E. 保持大便通畅

11. 水肿以眼睑、头面、四肢、腹背,甚至全身浮肿为临床特征,其护理原则为
    A. 清热解毒　　　　　B. 消食导滞　　　　　C. 理气止痛
    D. 发汗、利水、消肿　　E. 活血化瘀

12. 初起眼睑及颜面浮肿,继则四肢、全身皆肿,皮肤光亮,按之凹陷易起等症状,属于
水肿病下列证型中的
    A. 水湿浸渍　　　　　B. 湿热内蕴　　　　　C. 脾虚湿困
    D. 阳虚水泛　　　　　E. 风水相搏

13. 胃痛肝气犯胃证病人的护理原则是
    A. 温中健脾、和胃止痛　　　B. 疏肝理气、和胃止痛
    C. 滋阴养胃、和中止痛　　　D. 化瘀通络、和胃止痛
    E. 消食导滞、和胃止痛

14. 胃痛脾胃虚寒证病人饮食护理为
    A. 山楂粥　　　　　　B. 佛手玫瑰花　　　　C. 高良姜粥
    D. 玉竹麦冬粥　　　　E. 焦三仙

15. 导致泄泻的关键病机是
    A. 脾胃虚弱　　　　　B. 食滞胃肠　　　　　C. 脾肾阳虚
    D. 脾虚湿盛　　　　　E. 感受外邪

16. 湿热泄泻的症状特点是
    A. 泄泻清稀,甚则如水样
    B. 泄泻夹有黏冻
    C. 时溏时泻,水谷不化

D. 泻下粪便色黄褐而臭

E. 泻下粪便臭如败卵,伴有不消化之物

17. 黄疸病急黄的临床表现是

    A. 面色苍白   B. 身目俱黄,其色鲜明

    C. 面色萎黄   D. 身目俱黄,其色晦暗

    E. 黄疸急起,色黄如金

18. 黄疸的主要护理原则是

    A. 祛湿利小便   B. 清热解毒   C. 发汗解表

    D. 温化寒湿   E. 健脾燥湿

19. 消渴的特征**不包括**

    A. 多汗   B. 多饮多食   C. 多尿

    D. 消瘦   E. 尿有甜味

20. 消渴的病理有标本之分,具体是

    A. 燥热为本,阴虚为标   B. 阴虚为本,燥热为标

    C. 津伤为本,湿热为标   D. 津伤为本,痰饮为标

    E. 脾虚为本,胃火为标

实 训 指 导

实训 1　病 案 讨 论

【实训目的】

1. 能熟练掌握六淫、疫疠、七情、饮食劳逸、痰饮和瘀血等病因的致病特点。

2. 学会运用中医病因病机理论分析临床案例,找出相关的致病因素。

3. 培养学生认真、严谨的工作态度及良好的护患沟通能力和团队合作精神。

【实训准备】

1. 物品　病案夹和纸、笔、评价表。

2. 设备　多媒体设备。

3. 环境　模拟病房或示教室。

【实训学时】

2 学时。

【实训方法】

1. 用多媒体向学生演示具体案例,每 6～10 人为一小组,由组长组织讨论并派专人记录。

2. 指导老师进行巡视、指导,必要时参与讨论。

3. 利用中医模拟病房或示教室进行情境模拟,指导老师根据学生的具体表现和病例讨论结果给出总结和评价。

【个案资料】

1. 病例一　姜某,女,45 岁。平素患痹证,近日汗出当风,四肢关节疼痛,游走不定,恶风,怕冷,食欲欠佳,舌边尖红,苔薄腻,脉细。

问题:分析病例,找出致病因素,并说出依据。

2. 病例二　病人女,28 岁。2010 年 10 月于产褥期患呼吸道感染,症状以咳嗽,咯白色稀痰为主,由于当时新的生活环境范围狭小,周围的人不适应,持续过度忧虑,以西医治疗应用抗生素 1 周,无效,更换另一种抗生素,病情有加重的趋势。回到以前的生活环境,一切随心所欲,不用药,3 天后症状减轻,5 天后身体恢复正常。

问题:分析病例,找出致病因素,并说出依据。

【实训评价】

病案讨论考核评价表

班级：　　　　姓名：　　　　组别：　　　　考核日期：　　　年　　　月　　　日

考核项目	评价标准	自我评定（在相应的空格打"√"，并写出得分）				
		A（优秀）90~100	B（良好）80~89	C（中等）70~79	D（及格）60~69	E（不及格）<60
知识目标	能够熟练掌握中医常见致病因素的致病特点					
技能目标	学会运用中医病因病机理论分析临床案例					
情感目标	良好的护患沟通能力和团队合作精神					
自我评定得分			存在的主要问题：			
考核调整后得分						

（王会宁）

实训2　四诊技能训练

【实训目的】

1. 通过训练熟练描述舌诊的注意事项。

2. 学会辨别常见病舌的特征和问诊基本技巧。

3. 熟练掌握正确的切脉方法,能辨别脉的位置、强弱、粗细、节律等。

4. 培养学生合作精神以及关心体贴病患的良好态度。

【实训准备】

1. 物品　舌诊模型、脉诊仪。

2. 设备　诊断桌椅。

3. 环境　安静清洁、光线明亮。

【实训学时】

2 学时。

【实训方法】

1. 老师讲解实训步骤和注意事项。

2. 依秩序观察舌诊模型。

3. 相互观察舌苔、舌质的情况。

4. 相互体会切脉的正确方法。

5. 熟悉问诊要领。

注:教师全程指导。

【实训评价】

四诊技能训练考核评价表

班级：　　　姓名：　　　组别：　　　考核日期：　　　年　　　月　　　日

考核项目	评价标准	自我评定（在相应的空格打"√"，并写出得分）				
		A（优秀）90~100	B（良好）80~89	C（中等）70~79	D（及格）60~69	E（不及格）<60
知识目标	能够熟练掌握中医舌诊和脉诊的主要内容					
技能目标	学会运用中医问诊技巧					
情感目标	良好的护患沟通能力和团队合作精神					
自我评定得分		存在的主要问题：				
考核调整后得分						

（黄　萍）

实训3　中药汤剂煎煮法及护理

【实训目的】

1. 能够在中药基本理论的指导下,对药物的性质、功能进行全面的中医辨证,从而确定正确的煎煮方法。

2. 能根据不同的药物,判断加入药物的水量、煎药的火候及煎煮时间。

【实训准备】

1. 物品准备　灶具、中药、砂锅或陶瓷类器皿,搅拌棒、过滤器、药瓶或药杯、煎药用水（一般为自来水或纯净水）。

2. 设备　煤、电、气等加热设备。

3. 环境　通风及消防安全设施良好的实训场所。

【实训学时】

2学时。

【实训方法】

1. 护士常规准备(仪表和素质)。

2. 核对医嘱,明确用药途径。

3. 经三查七对后,先用水清洗一次（粉末药除外）,再用冷水浸泡30分钟左右再煎煮,以利于有效成分析出,加水量,以一次加足为宜。

4. 根据药物的性能及功用选定煎药时间和火力,确定是否应用特殊煎煮法。

5. 煎出的药汁量,每次150~200ml,小儿减半。

6. 煎好的药汁用过滤器去渣倒出后,再放入凉水煎煮第二煎。将药液倒入药瓶或药杯内,在医院煎药要加标签注明病人病区、床号、姓名、用法,注意保温。

7. 倒掉药渣,清洗用物,清洗用物,放归原处。

8. 煎药时,容器宜加盖,有专人看守,防止药液溢出。可适当搅拌,但不宜频繁打开锅盖,以减少挥发成分的损失。

【实训评价】

中药汤剂煎煮法考核评价表

班级: 姓名: 组别: 考核日期: 年 月 日

考核项目	评价标准	自我评定（在相应的空格打"√",并写出得分）				
		A（优秀）90～100	B（良好）80～89	C（中等）70～79	D（及格）60～69	E（不及格）<60
知识目标	掌握中药的煎煮方法和注意事项					
技能目标	熟练掌握中药汤剂的煎煮方法和流程					
情感目标	病人的满意度及预期达到的程度					
自我评定得分		存在的主要问题:				
考核调整后得分						

（杨永庆）

实训4 中药贴敷法操作护理

【实训目的】

1. 掌握中药贴敷法(三伏贴)的常用穴位。
2. 熟练掌握中药贴敷(三伏贴)的操作流程。
3. 关心体贴病人。

【实训准备】

1. 护士 衣帽整洁,态度和蔼,洗手,戴口罩。
2. 物品 贴敷用药粉末、生姜汁、治疗缸,特制的胶布或药贴。
3. 病人 了解治疗的目的,排尿,体位舒适,做好准备。

【实训学时】

1 小时。

【实训方法】

1. 备齐用物至床边,核对、解释。
2. 协助病人取舒适体位,充分暴露治疗部位,必要时遮挡。
3. 核对贴敷部位。
4. 用75%的酒精或0.5%～1%碘伏棉球或棉签在贴敷部位消毒,将已制备好的药物直接贴压于穴位上,然后外覆医用胶布固定;或先将药物置于药贴正中,再对准穴位粘贴。
5. 留药观察,随时询问病人有无不适。
6. 约40～60分钟后,协助病人取下胶布或药贴,清洁并擦干皮肤。

7. 进行必要的健康指导。

8. 整理用物,洗手记录。

【实训评价】

中药贴敷法考核评价表

班级:　　　姓名:　　　组别:　　　考核日期:　　　年　　　月　　　日

考核项目	评价标准	自我评定（在相应的空格打"√"，并写出得分）				
		A（优秀）90～100	B（良好）80～89	C（中等）70～79	D（及格）60～69	E（不及格）＜60
知识目标	掌握中药贴敷的常用穴位和主治病证					
技能目标	熟练中药贴敷的操作流程					
情感目标	病人的满意度及预期目标达成度					
自我评定得分			存在的主要问题:			
考核调整后得分						

（朱文慧）

实训5　中药熏洗法操作护理

【实训目的】

1. 掌握熏洗法的作用和主治。

2. 学会熏洗法的操作流程。

3. 耐心周到地护理病人。

【实训准备】

1. 护士　衣帽整洁,态度和蔼,洗手,戴口罩。

2. 物品　药液、水温计、一次性中单、大浴巾、支架、熏洗盆,必要时备毛毯、屏风。

3. 病人　了解治疗的目的,排尿,体位舒适,做好准备。

【实训学时】

2小时。

【实训方法】

1. 备齐用物至床边,核对、解释。

2. 协助病人取舒适体位,充分暴露治疗部位,注意保暖,必要时遮挡。

3. 核对熏洗部位,根据需要垫好一次性中单。

4. 熏洗　将药液倒入熏洗盆内,加热水至所需容量,测量水温至所需温度(50～70℃),先熏蒸患处,至水温降至适宜温度时(40℃左右),用药液淋洗患处或浸泡患处,熏洗过程中注意水温不可过低,防止受凉。

5. 观察病人病情变化及局部皮肤情况,随时询问病人有无不适,及时检查药液的温度,温度过低时应给予加热。

6. 熏洗完毕,协助病人清洁并擦干皮肤。

7. 妥善安置病人,协助衣着,安置舒适体位,整理床单元。

8. 进行必要的健康指导。

9. 整理用物,进行终末处理。

10. 洗手记录。

【实训评价】

中药熏洗法考核评价表

班级:　　　　姓名:　　　　组别:　　　　考核日期:　　　年　　　月　　　日

考核项目	评价标准	自我评定（在相应的空格打"√",并写出得分）				
		A（优秀） 90~100	B（良好） 80~89	C（中等） 70~79	D（及格） 60~69	E（不及格） <60
知识目标	掌握中药熏洗的作用和操作方法					
技能目标	熟练掌握熏洗操作流程					
情感目标	病人的满意度及预期目标达成度					
自我评定得分		存在的主要问题:				
考核调整后得分						

（朱文慧）

实训 6　耳穴压豆法操作护理

【实训目的】

1. 掌握耳穴压豆法操作程序。

2. 熟悉进行耳穴压豆法的操作流程。

3. 关心体贴病人。

【实训准备】

1. 护士　衣帽整洁,态度和蔼,洗手,戴口罩。

2. 物品　治疗盘、探针、棉签、0.5%碘伏、镊子、王不留行籽、胶布、剪刀、弯盘等。

3. 病人　了解治疗的目的,排尿,体位舒适,做好准备。

【实训学时】

1 小时。

【实训方法】

1. 备齐用物至床边,核对、解释。

2. 病人取侧卧位或坐位。

3. 术者一手持耳轮后上方,另一手持探针由上而下在选区内找敏感点,常规消毒。

4. 埋籽　将王不留行籽粘于 7mm×7mm 胶布中间,贴于所选穴位上,并用示指指腹按压。

5. 一边按压一边询问病人有无酸、胀、痛等"得气"感。

6. 教会病人或家属按压的方法,根据需要留籽 2~3 天。

7. 撤籽　撤除胶布和王不留行籽,观察局部皮肤有无红肿、破损,并及时给予处理。

8. 操作完毕,清理用物,归还原处。

【实训评价】

耳穴压豆法考核评价表

班级:　　　姓名:　　　　组别:　　　考核日期:　　　年　　　月　　　日

考核项目	评价标准	自我评定（在相应的空格打"√",并写出得分）				
		A（优秀） 90~100	B（良好） 80~89	C（中等） 70~79	D（及格） 60~69	E（不及格） <60
知识目标	选穴的准确度及压豆的熟练程度					
技能目标	整个耳穴压豆操作流程掌握的熟练程度					
情感目标	病人的满意度及预期达到的程度					
自我评定得分			存在的主要问题:			
考核调整后得分						

（杨　磊）

实训 7　灸法操作护理

【实训目的】

1. 掌握艾条灸、艾炷灸及温针灸的操作程序。

2. 能熟练进行艾条灸、艾炷灸及温针灸的操作。

3. 耐心周到地护理病人。

【实训准备】

1. 物品　艾条(或艾炷)、毫针、火柴、凡士林、棉签、棉球、镊子。间接灸时酌情准备姜片等物品。必要时备浴巾及屏风

2. 护士　衣帽整洁,仪表端正,戴口罩,用肥皂水洗手。核对医嘱,和蔼地向病人解释清楚操作程序,使病人主动、积极配合治疗。协助病人松开衣着,嘱病人放松,暴露施灸部位,注意保暖。

【实训学时】

1 学时。

【实训方法】

1. 艾条灸　手持艾条,将其一端点燃,在距离腧穴皮肤 2~3cm 处进行烘烤,可将灸条

上下移动,像小鸟啄食一样。每处灸 5 ~ 10 分钟,以皮肤呈现红晕为宜。

2. 艾炷灸　在施灸腧穴的皮肤上涂少许凡士林,放置大小适宜的艾炷点燃,待艾炷燃剩 2/5 左右,病人稍有灼痛时,取下燃剩艾炷并更换另一炷点燃,一般灸 5 ~ 7 壮。隔姜灸时,先将直径约 2 ~ 3cm、厚约 0.2 ~ 0.3cm 的姜片中间用针数刺数孔,放在涂有凡士林的施灸腧穴上,再将艾炷放在姜片上点燃,待艾炷快燃尽时除去余灰,更换另一壮再灸,一般灸 3 ~ 5 壮,以皮肤红润而不起疱为宜。

3. 温针灸　术者首先对自己的双手及病人施治的腧穴进行消毒,然后按针法进针、行针,使其获得针感,再将艾绒搓团裹于针柄上点燃,直至艾绒燃完为止。按针法要求起针,用干棉球轻压针孔。

操作完毕后,协助病人穿好衣着,整理床铺,清理物品,归还原处,洗手。

【实训评价】

灸法操作考核评价表

班级:　　　姓名:　　　组别:　　　考核日期:　　　年　　月　　日

考核项目	评价标准	自我评定（在相应的空格打"√",并写出得分）				
		A（优秀） 90 ~ 100	B（良好） 80 ~ 89	C（中等） 70 ~ 79	D（及格） 60 ~ 69	E（不及格） ＜ 60
知识目标	施灸部位的准确度及操作的熟练程度					
技能目标	灸法操作流程的熟练程度					
情感目标	病人的满意度及预期目标达成度					
自我评定得分		存在的主要问题:				
考核调整后得分						

（杨　磊）

实训8　拔罐法操作护理

【实训目的】

1. 掌握拔罐法的操作方法。

2. 能熟练进行拔罐法的操作。

3. 耐心周到地护理病人。

【实训准备】

1. 物品　治疗盘、火罐、止血钳、95% 酒精棉球、火柴、小口瓶等。

2. 环境　病室安静、温暖舒适,有保暖用物,避开风口,防止受凉。

【实训学时】

1 学时。

【实训方法】

1. 在老师的指导下进行。

2. 术者需服装、鞋帽整齐,仪表大方,举止端庄,态度和蔼。遵照医嘱要求,对病人评估正确,全面。用肥皂水洗手,戴口罩。备齐物品,携至床边,做好解释,核对医嘱。

3. 协助病人取合理体位,暴露拔罐部位,注意保暖。

4. 点火 检查罐口有无损坏,酒精棉球干湿适当,点燃明火后在罐内中下段环绕,未烧罐口,准确扣在已经选定的部位,罐内形成负压,吸附力强,安全熄火;或将点燃的明火稳妥、迅速地投入小口瓶。

5. 拔罐 根据医嘱选择适宜的方法,使局部皮肤呈现红紫现象为宜。拔罐过程中随时检查火罐的吸附情况,观察局部皮肤颜色情况。

6. 起罐 一手扶罐,另一手按压罐外皮肤,使空气进入,将罐取下。

7. 操作完毕,协助病人衣着,整理床单位,安排舒适体位。

8. 清理用物,做好记录并签名。

【实训评价】

拔罐操作考核评价表

班级:　　　　姓名:　　　　组别:　　　　考核日期:　　　年　　　月　　　日

考核项目	评价标准	自我评定（在相应的空格打"√",并写出得分）				
		A（优秀）90~100	B（良好）80~89	C（中等）70~79	D（及格）60~69	E（不及格）<60
知识目标	熟悉拔罐法的护理及注意事项。了解拔罐法的适应证					
技能目标	学会拔罐法的操作方法					
情感目标	具有尊重病人,与病人良好沟通的基本能力					
自我评定得分		存在的主要问题:				
考核调整后得分						

（刘鹏妹）

实训9 刮痧法操作护理

【实训目的】

1. 掌握刮痧法的操作方法。

2. 能熟练进行刮痧法的操作。

3. 耐心周到地护理病人。

【实训准备】

1. 物品 治疗盘、刮具(牛角刮板、瓷匙等),治疗碗内盛少量清水或刮痧油,75%酒精,棉签,纸巾,必要时备浴巾、屏风等物。

2. 环境 诊室内通风换气,并注意保暖,室温保持在 20℃ 左右。

【实训学时】

1 学时。

【实训方法】

1. 在老师的指导下进行。

2. 术者需服装、鞋帽整齐,仪表大方,举止端庄,态度和蔼。遵照医嘱要求,对病人评估正确,全面。用肥皂水洗手,戴口罩。备齐物品,携至床边,做好解释,核对医嘱。

3. 协助病人取合理体位,暴露刮痧部位,注意保暖。

4. 遵医嘱准确选择刮痧手法,并能正确运用。

5. 检查刮具边缘是否光滑、有无缺损,以免划破皮肤。

6. 用力均匀,蘸湿刮具在确定的刮痧部位从上至下刮擦,方向单一,皮肤呈现出红、紫色痧点为宜。询问病人有无不适,观察病情及局部皮肤颜色变化,调节手法力度。

7. 刮痧完毕,清洁局部皮肤后,协助病人衣着,整理床单位,安置舒适卧位。

8. 清理用物,做好记录并签名。

【实训评价】

刮痧操作考核评价表

班级: 姓名: 组别: 考核日期: 年 月 日

考核项目	评价标准	自我评定（在相应的空格打"√",并写出得分）				
		A（优秀）90~100	B（良好）80~89	C（中等）70~79	D（及格）60~69	E（不及格）<60
知识目标	熟悉刮痧法的护理及注意事项。了解刮痧法的适应证					
技能目标	学会刮痧法的操作方法和操作流程					
情感目标	具有尊重病人,与病人良好沟通的基本能力					
自我评定得分			存在的主要问题:			
考核调整后得分						

（刘鹏妹）

实训 10 穴位按摩操作护理

【实训目的】

1. 掌握穴位按摩的操作方法。

2. 能熟练进行穴位按摩的操作。

3. 耐心周到地护理病人。

【实训准备】

1. 物品 按摩巾。

2. 环境　诊室内通风换气,并注意保暖,室温保持在20℃左右。

【实训学时】

1学时。

【实训方法】

1. 在老师的指导下进行。

2. 术者需服装、鞋帽整齐,仪表大方,举止端庄,态度和蔼。遵照医嘱要求,对病人评估正确、全面。剪短指甲,用肥皂水洗手,戴口罩,手部温暖。备齐物品,携至床边,做好解释,核对医嘱。

3. 协助病人取合理体位,暴露按摩部位,在按摩部位铺按摩巾,注意保暖。

4. 遵医嘱准确选择腧穴部位及按摩手法,并能正确运用。

5. 根据病人的症状、发病部位、年龄及耐受性,选用适宜的手法和刺激强度,进行按摩。用力均匀,禁用暴力,按摩时间、频率合理。进行腰腹部按摩时,嘱病人先排空膀胱。

6. 操作过程中观察病人对手法的反应,若有不适,应及时调整手法或停止操作,以防发生意外。

7. 操作完毕,协助病人衣着,整理床单位,安排舒适体位休息。

8. 清理用物,做好记录并签名。

【实训评价】

穴位按摩操作考核评价表

班级:　　　姓名:　　　组别:　　　考核日期:　　　年　　　月　　　日

考核项目	评价标准	自我评定（在相应的空格打"√",并写出得分）				
		A（优秀） 90~100	B（良好） 80~89	C（中等） 70~79	D（及格） 60~69	E（不及格） <60
知识目标	能够熟练掌握腧穴的定位及各种操作手法					
技能目标	熟悉穴位按摩操作流程					
情感目标	良好的护患沟通能力和团队合作精神及病人的满意度					
自我评定得分		存在的主要问题:				
考核调整后得分						

（刘鹏妹）

实训 11　常见病证评估

【实训目的】

1. 安排临床见习,通过护患沟通,根据病人的病证特点确定护理要点和护理方法。

2. 通过让学生分组讨论案例,阐述分析的过程及结果,学会使用合作探究的学习方法。

3. 在对常见病证的评估过程中,学生通过制订健康指导方案,树立"以人为本,以病人为中心"的价值观。

【实训准备】

1. 学生准备　经过前期的学习,学生能掌握中医基础理论及中医护理诊断程序,为临床见习常见病证的评估奠定基础。

2. 教师准备　拟定实训计划,安排学生见习。

3. 环境准备　病室明亮、舒适,适宜进行护患沟通。

【实训学时】

2 学时。

【实训方法】

1. 教师带领学生到医院某病区,由护士介绍本病区的一般情况。

2. 学生 4 人一组,每组选择一名病人,每组安排好一名同学做记录。

3. 在病室内进行护患沟通,按照中医护理诊断程序,收集相关病情资料,做出诊断,确定证型。

4. 根据诊断结果,确定护理原则和护理方法。

5. 为病人制订健康指导方案。

【实训评价】

病证评估考核评价表

班级:　　　　姓名:　　　　组别:　　　　考核日期:　　　年　　月　　日

考核项目	评价标准	自我评定（在相应的空格打"√",并写出得分）				
		A（优秀）90～100	B（良好）80～89	C（中等）70～79	D（及格）60～69	E（不及格）＜60
知识目标	学生通过临床见习,能根据病人的病证特点确定护理要点和护理方法					
技能目标	通过让学生分组讨论案例,阐述分析的过程及结果,学会使用合作探究的学习方法					
情感目标	在对常见病证的评估过程中,学生通过制订健康指导方案,树立"以人为本,以病人为中心"的价值观					
自我评定得分		存在的主要问题:				
考核调整后得分						

（林柳艺）

附录 自测题参考答案

第一章 绪论

1. C   2. A   3. B   4. A   5. E

第二章 中医护理基础理论

1. C   2. E   3. A   4. D   5. E   6. C   7. D   8. B   9. B   10. E
11. C   12. E   13. C   14. C   15. D   16. B   17. E   18. C   19. C   20. D
21. D   22. A   23. A   24. C   25. B   26. A   27. C   28. C   29. B

第三章 中医护理诊断程序

1. B   2. B   3. E   4. B   5. B   6. B   7. A   8. C   9. E   10. D
11. C   12. B   13. A   14. C   15. E   16. A   17. A   18. D   19. A   20. C

第四章 中医护理原则

1. C   2. D   3. B   4. A   5. C   6. C

第五章 方药施护

1. D   2. C   3. E   4. E   5. D   6. A   7. C   8. B   9. D   10. D
11. B   12. A   13. D   14. D   15. C   16. E   17. E   18. D   19. D   20. D

第六章 中医护理技术

1. A   2. C   3. B   4. A   5. A   6. A   7. A   8. A   9. C   10. C
11. A   12. B   13. B   14. D   15. A   16. A   17. D   18. D   19. C   20. C

第七章 饮食调护

1. D   2. C   3. E   4. B   5. C   6. B   7. A   8. B   9. D   10. D

第八章 常见病证护理

1. D   2. A   3. E   4. B   5. D   6. B   7. C   8. B   9. C   10. A
11. D   12. E   13. B   14. C   15. D   16. D   17. E   18. A   19. A   20. B

教 学 大 纲

一、课程性质

中医护理是中等卫生职业教育护理和助产专业一门重要的专业选修课程。本课程的主要内容是中医护理的发展简史、中医护理基础理论、中医护理基本原则、中医护理技术及常见病证的护理等。本课程的任务是使学生树立现代护理理念,掌握中医护理的基本内容、特点和原则,掌握中医护理临床常用操作技能。

二、课程目标

通过本课程的学习,学生能够达到下列要求:

(一) 职业素养目标

1. 具有良好的护士职业素质、行为习惯、职业道德修养。
2. 具有良好的护患沟通能力和团队合作精神。
3. 具有解决中医临床各科常见护理问题的专业能力。

(二) 专业知识和技能目标

1. 了解中医护理的发展概况。
2. 熟悉中医护理的基础理论知识。
3. 掌握中医护理的原则和用药护理的方法。
4. 学会灸法、推拿、拔罐、刮痧等中医护理操作技术。

三、教学时间分配

教学内容	学时数		
	理论	实践	合计
一、绪论	2	0	2
二、中医护理基础理论	6	2	8
三、中医护理诊断程序	2	2	4
四、中医护理原则	2	0	2
五、方药施护	2	2	4
六、中医护理技术	0	8	8
七、饮食调护	2	0	2
八、常见病证护理	4	2	6
合计	20	16	36

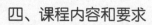

四、课程内容和要求

单元	教学内容	教学要求	教学活动参考	参考学时 理论	参考学时 实践
一、绪论	（一）中医护理的发展简史	熟悉	理论讲解	2	
	1. 中医护理的形成				
	2. 中医护理的发展				
	（二）中医护理的基本特点	掌握			
	1. 整体观念				
	2. 辨证施护				
	（三）中医护理的学习方法	了解			
二、中医护理基础理论	（一）阴阳学说		理论讲解		
	1. 阴阳的基本概念	掌握	多媒体展示		
	2. 阴阳学说的基本内容	熟悉			
	3. 阴阳学说在中医学中的应用	了解			
	（二）五行学说				
	1. 五行的基本概念	掌握			
	2. 五行学说的基本内容	熟悉			
	3. 五行学说在中医学中的应用	了解			
	（三）藏象		理论讲授	6	
	1. 五脏	掌握	案例教学		
	2. 六腑	掌握	情境教学		
	3. 奇恒之腑	了解	教学录像		
	4. 脏腑之间的关系	了解			
	（四）精气血津液				
	1. 精	掌握			
	2. 气	掌握			
	3. 血	掌握			
	4. 津液	掌握			
	5. 精气血津液的相互关系	了解			
	（五）经络				
	1. 经络概论	了解			
	2. 经络的分布	熟悉			
	3. 经络的作用	了解			
	（六）病因病机				
	1. 病因	掌握			
	2. 病机	了解			
	实训1　病案讨论	学会			2
三、中医护理诊断程序	（一）诊法		理论讲解	2	
	1. 望诊	熟悉	多媒体展示		
	2. 闻诊	了解	案例分析		

单元	教学内容	教学要求	教学活动参考	参考学时	
				理论	实践
	3. 问诊	掌握	角色扮演		
	4. 切诊	了解	技能实践		
	（二）辨证				
	1. 八纲辨证	熟悉			
	2. 脏腑辨证	了解			
	实训2　四诊技能训练	学会			2
四、中医护理原则	（一）预防为主	熟悉	理论讲授	2	
	1. 未病先防		案例教学		
	2. 既病防变				
	（二）施护求本	了解			
	1. 标本缓急				
	2. 正治反治				
	（三）扶正祛邪	了解			
	1. 扶正与祛邪的含义				
	2. 扶正与祛邪的运用原则				
	3. 扶正与祛邪的关系				
	（四）三因制宜	熟悉			
	1. 因人制宜				
	2. 因时制宜				
	3. 因地制宜				
五、方药施护	（一）中药与方剂		理论讲解	2	
	1. 中药基本知识	了解	媒体展示		
	2. 方剂基本知识	了解	技能实践		
	3. 中药煎服法及护理	掌握			
	（二）常用中药与中成药				
	1. 常用中药	熟悉			
	2. 常用中成药	熟悉			
	（三）用药护理	熟悉			
	1. 内服药的护理	熟悉			
	2. 外用药的护理	了解			
	实训3　中药汤剂煎煮法及护理	学会			2
	实训4　中药贴敷法操作护理	学会			
	实训5　中药熏洗法操作护理	学会			
六、中医护理技术	（一）腧穴		案例教学	0	
	1. 腧穴的分类和作用	了解	角色扮演		
	2. 腧穴的定位方法	了解	情境教学		
	3. 常用腧穴	掌握	教学录像		
	（二）针法护理		教学见习		

续表

单元	教学内容	教学要求	教学活动参考	参考学时	
				理论	实践
	1. 毫针刺法护理	了解			
	2. 三棱针刺法护理	了解			
	3. 耳针刺法护理	了解			
	（三）灸法护理				
	1. 灸法基本知识	了解			
	2. 灸法的操作方法	掌握			
	3. 灸法的适应证和护理	掌握			
	（四）拔罐护理				
	1. 拔罐基本知识	了解			
	2. 拔罐的操作方法	掌握			
	3. 拔罐的适应证和护理	掌握			
	（五）刮痧护理				
	1. 刮痧基本知识	了解			
	2. 刮痧的操作方法	掌握			
	3. 刮痧的适应证和护理	掌握			
	（六）穴位按摩				
	1. 穴位按摩基本知识	了解			
	2. 穴位按摩的操作方法	掌握			
	3. 穴位按摩的适应证和护理	掌握			
	实训6 耳穴压豆操作护理	学会			8
	实训7 灸法操作护理	学会			
	实训8 拔罐法操作护理	学会			
	实训9 刮痧法操作护理	学会			
	实训10 穴位按摩操作护理	学会			
七、饮食调护	（一）食物的性味理论				
	1. 食物的性味	熟悉			
	2. 常用食物分类	了解			
	（二）饮食调护原则				
	1. 饮食调护原则	掌握			
	2. 饮食调护种类	了解			
	3. 饮食调护适应证				
	（三）药膳饮食与调护		理论讲授	2	
	1. 解表类药膳与调护	熟悉	案例教学		
	2. 润下类药膳与调护	了解	情境教学		
	3. 清热类药膳与调护	了解	教学录像		
	4. 祛暑类药膳与调护	了解			
	5. 温里类药膳与调护	了解			
	6. 补益类药膳与调护	熟悉			

续表

单元	教学内容	教学要求	教学活动参考	参考学时	
				理论	实践
	7. 安神类药膳与调护	了解			
	8. 理气类药膳与调护	了解			
	9. 消导类药膳与调护	了解			
	10. 化痰止咳平喘类药膳与调护	了解			
	11. 固涩类药膳与调护	了解			
八、常见病证护理	（一）感冒	了解	理论讲授	4	
	（二）喘证	熟悉	案例教学		
	（三）失眠	了解	角色扮演		
	（四）郁证	掌握	情境教学		
	（五）心悸	了解	教学录像		
	（六）中风	掌握	教学见习		
	（七）水肿	了解			
	（八）胃痛	了解			
	（九）泄泻	了解			
	（十）黄疸	了解			
	（十一）消渴	熟悉			
	（十二）痛经	掌握			
	（十三）积滞	熟悉			
	实训 11　常见病证评估	学会			2

五、说明

（一）课时安排

本教学大纲主要供中等卫生职业学校护理、助产专业使用，该课程在第三学期开设，总学时 36 个，其中理论讲授 20 学时，实践 16 学时（包括实训室实践、病案讨论、临床见习、观看录像等）。

（二）教学要求

1. 本课程对理论部分教学要求为掌握、理解、了解三个层次。掌握：指对基本知识、基本理论有较深刻的认识，并能综合运用所学的知识解决实际问题。理解：指能够领会概念的基本含义，解释有关术语和生命现象。了解：指对基本知识、基本理论能有一定的认识，能够记忆所学的知识点。

2. 本课程重点突出以能力为本位的教学理念，在实践技能方面设计两个层次。学会：即能在教师的指导下完成中医护理技术操作。熟练掌握：能独立、正确、规范的完成中医护理技术操作。

（三）教学建议

1. 本课程依据护理岗位的工作任务、职业能力要求，强化理论实践一体化，突出"做中学、做中教"的职业教育特色，根据培养目标、教学内容和学生的学习特点以及职业资格考核要求，提倡项目教学、案例教学、任务教学、角色扮演、情境教学等方法，利用校内外实训基

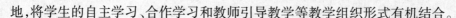

地,将学生的自主学习、合作学习和教师引导教学等教学组织形式有机结合。

2. 教学过程中,可通过测验、观察记录、技能考核和理论考试等多种形式对学生的职业素养、专业知识和技能进行综合考评。应体现评价主体的多元化,评价过程的多元化,评价方式的多元化。评价内容不仅关注学生对知识的理解和技能的掌握,更要关注知识在中医护理实践中运用与解决实际问题的能力水平,重视学生职业素质的形成。

中文名词索引

主要参考文献

1. 周学胜. 中医基础理论图表解. 北京：人民卫生出版社,2001.
2. 何晓晖. 中医基础理论. 北京：人民卫生出版社,2005.
3. 申惠鹏. 中医护理. 第 2 版. 北京：人民卫生出版社,2014.
4. 温茂兴. 中医护理学. 第 3 版. 北京：人民卫生出版社,2014.
5. 徐桂华,李佃贵. 中医护理学. 北京：人民卫生出版社,2009.
6. 李莉. 中医药学概论. 北京：人民卫生出版社,2008.
7. 袁秀英. 中医护理学. 北京：人民卫生出版社,2004.
8. 汪安宁. 针灸学. 北京：人民卫生出版社,2010.
9. 邵湘宁. 推拿学. 北京：人民卫生出版社,2015.
10. 李家邦. 中医学. 北京：人民卫生出版社,2010.